张秀勤刮痧养生堂

第 2 版

张秀勤

刮痧

美颜纤体

张秀勤 著

北京出版集团
北京出版社

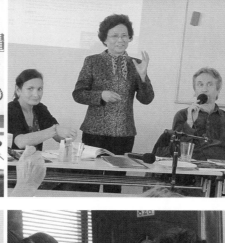
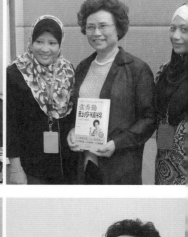
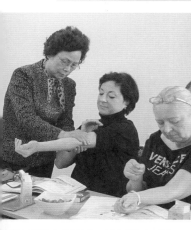
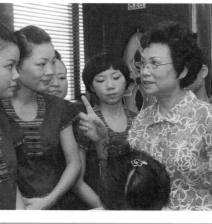
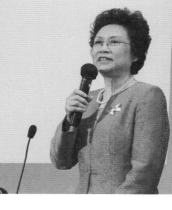
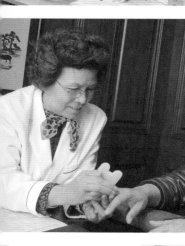
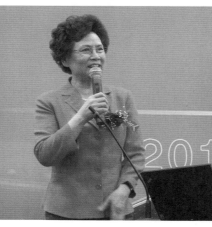
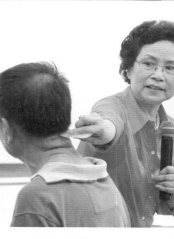
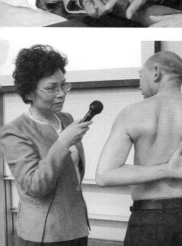
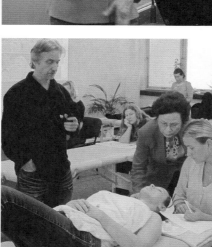
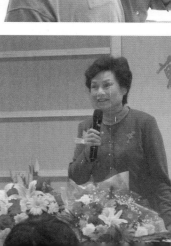

前言

如果你美丽的容颜上出现了令人烦恼的青春痘，洁净的面颊出现点片的黄褐斑，面色变得暗淡，肌肤已出现松弛的迹象……

如果你窈窕的身姿不再挺拔，瓜子脸现出双下巴，腹部出现"小葫芦"，臀部下垂，腰部也套上了"游泳圈"……

以上这些是每位女性都会担心的问题，幸好有张秀勤教授的全息经络刮痧美容健康法，一块小小的刮痧板就能让你的美丽回归。

本书汇集张秀勤教授美颜纤体刮痧法的精髓，介绍了美容刮痧的9种刮拭方法，以及解决面部肌肤问题、局部瘦身塑形以及五脏六腑保养的每一个刮拭细节；本书将经络刮痧和手耳足全息刮痧结合起来，教会你全面保养，重点刮拭，让你拥有美丽和健康，做个自信的女人。

目录

每天10分钟，简易刮痧塑造苗条身材……1

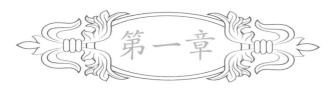 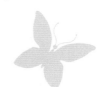

第一章

刮痧美颜、纤体塑身的秘密……9

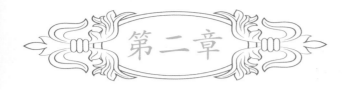

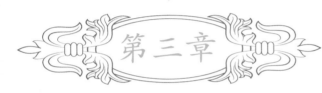

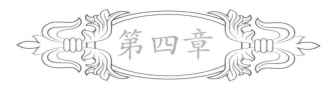

第四章

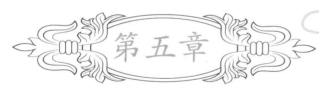

第五章

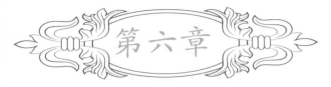

第六章

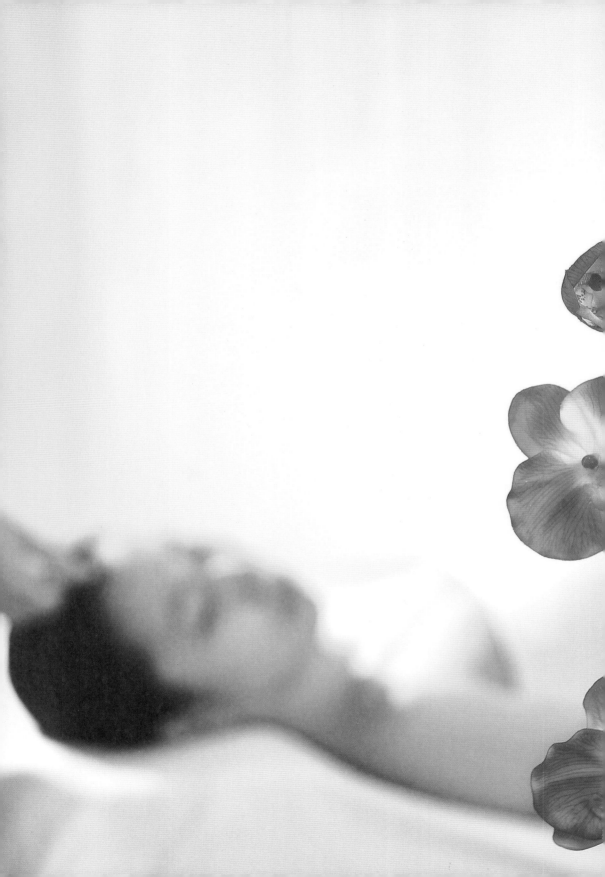

每天 10 分钟，简易刮痧塑造苗条身材

10 分钟，收紧脸部线条

改善面部的微循环，恢复肌肉的弹性，排出多余的水分，既有瘦脸提升，也有紧致肌肤的作用。首先在下颌区、面颊区、口唇区等部位涂足量专用美容刮痧乳，并始终保持皮肤足够的润滑度；然后顺应肌肉纹理走向和骨骼形态单方向从内向外，从下斜向外上方刮拭。

第一步：将美容刮痧玉板平贴在面部皮肤上，分别从下颌、口角、鼻外侧、外眼角处成15度角斜向外上方做旋转刮拭至额头，按压力渗透至肌肉之中、骨骼之上，每个部位揉刮5遍。

第二步：用刮痧板角部使按压力渗透至肌肉之内，分别以下颌下中线及承浆穴、人中穴、口角、鼻旁、外眼角处为起点，成15度角斜向外上方刮拭至额头。每个部位刮拭5遍，可每周刮拭1~2次。

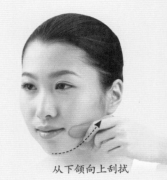

从下颌向上刮拭

10 分钟，紧致颈部皮肤

清洁颈部后，在前颈涂上适量美容刮痧乳，然后用刮痧板长边从前颈根部正中线处起，向上刮至下颌下，再从前颈根部外侧依次斜向上刮拭至耳后的位置，直至前颈一侧全部刮完，再以同样的方法刮另一侧。

10 分钟，消除"蝴蝶袖"

隔衣刮拭：将上肢平伸，收紧肌肉，用刮痧板长边以面刮法自上而下地刮拭肩上、肩前和上肢内侧，再以同样的方法刮拭肩后、腋下及上肢外侧。

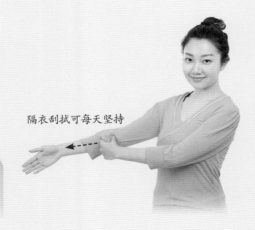

从颈根部向上刮拭

隔衣刮拭可每天坚持

10分钟，让乳房更健美

刮拭胸部有美乳作用的经穴

乳房周边有一些经穴对保健乳房及美乳很有作用，它们是胸部正中的膻中穴，乳房上方的屋翳穴，下方的乳根穴、期门穴，腋窝的极泉穴（在腋窝顶点，腋动脉搏动处）。对这些穴位应做重点刮拭，宜用涂刮痧油的方法。

用单角刮法自上而下刮拭膻中穴，再用平刮法沿肋骨走向从内向外刮拭双侧屋翳穴、乳根穴和期门穴，平时自己可以经常用平面按揉法按揉三穴。极泉穴最好自己刮拭比较顺手，用平刮法从腋窝处向前胸方向刮拭。

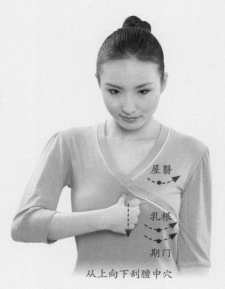

屋翳

乳根

期门

从上向下刮膻中穴

刮拭背部乳房投影区

先在一侧乳房背部投影区涂适量刮痧油，然后以面刮法从上向下刮拭。由于乳房背部投影区面积较大，可用十字将其划分为4个区域，依次刮拭。边刮拭边寻找疼痛、结节等阳性反应处，并重点刮拭阳性反应处。用同样的方法刮拭另一侧乳房投影区。

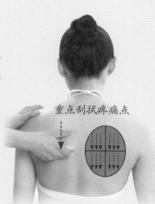

重点刮拭疼痛点

10分钟，保养颈椎

颈部肌肉放松后，在后颈部涂上适量刮痧油，用刮痧板长边以面刮法从颈椎正中风府穴向下刮至大椎穴，再用双角刮法从天柱穴略上，向下刮拭至两侧大杼穴略下，刮10~15次。如果颈部很快出痧，提示颈部经脉气血已有瘀滞，要对出痧明显的地方做重点刮拭。

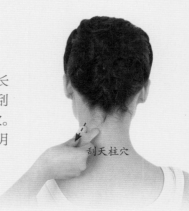

刮天柱穴

10 分钟，刮掉"游泳圈"，恢复平坦小腹

刮拭上腹部

　　上腹部是肝胆脾胃的体表投影区，经常从上向下刮拭上腹部，从内向外沿肋骨形态刮拭胸胁部，可以起到对肝胆脾胃的保健作用。上腹部同时也是易聚集脂肪的部位，经常刮痧有助于调节脂肪代谢，促进此部位脂肪的消解。

刮拭中下腹部

　　中下腹部以肚脐为中心，腹部正中是任脉，两侧分别是肾经、胃经、脾经、肝经和胆经。从脐上向下刮拭至小腹部，分别从脐上左侧依次刮拭至右侧。按压力要大，渗透至肌肉深部，最好刮拭时收缩腹部肌肉。这种刮拭方法不仅可以保养内脏，特别是泌尿器官、生殖器官等下腹腔脏器，更可以促进下腹部堆积脂肪的消耗，预防和治疗便秘。

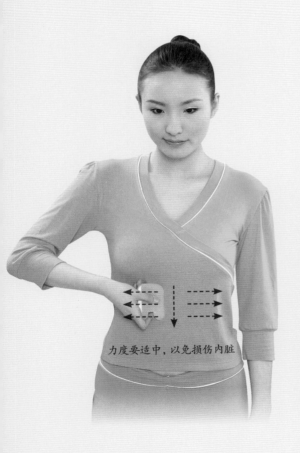

力度要适中，以免损伤内脏

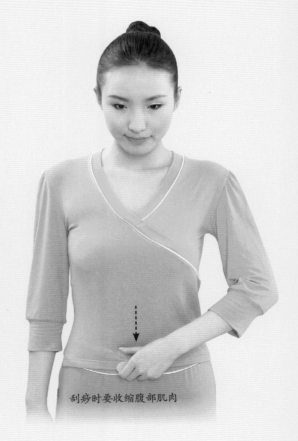

刮痧时要收缩腹部肌肉

10分钟，让背部亭亭玉立

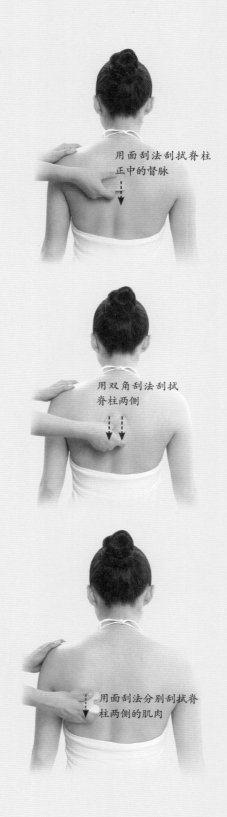

用面刮法刮拭脊柱
正中的督脉

用双角刮法刮拭
脊柱两侧

用面刮法分别刮拭脊
柱两侧的肌肉

背部较长、面积也较大，应分段、分侧刮拭，可分为两段，先刮一侧再刮另一侧。背部一般很难自己刮痧，最好请别人帮助，最佳体位是俯卧位，也可骑坐在一把带靠背的椅子上。

第一步：面刮法刮拭脊柱正中督脉——保养脊柱兼调理全身阳气。

分两段在背部脊椎处涂适量刮痧油，然后用面刮法从上向下刮拭。

第二步：双角刮法刮拭脊柱两侧——脏腑保健、保养脊柱。

以双角刮法从上向下分段的方式刮拭。紧邻脊柱两侧是夹脊穴所在。夹脊穴是经外奇穴，主要作用是调理脏腑功能。脊柱两侧的韧带和肌肉可以维持脊柱的稳定性，强壮脊椎。经常用双角刮法刮拭脊柱两侧，可以增加双侧肌肉的力量和韧带的柔韧性。

第三步：面刮法刮拭脊柱两侧肌肉——保养脊柱兼脏腑保健、调理阳气和缓解肩背疼痛。

分段在脊柱两侧背部肌肉区域涂上刮痧油，然后用面刮法从上向下刮拭。刮拭过程中注意体会两侧肌肉的弹性、紧张和松弛程度是否对称，如果有出痧，观察两侧痧象是否均匀顺直，若不均匀，以及两侧肌肉张力不对称时，刮拭出痧或恢复肌肉的弹性，可改善背痛，让背部挺拔、健美。

10 分钟，刮出小蛮腰

　　隔衣用面刮法从上向下刮拭腰椎正中，再用双角刮法刮拭腰椎双侧。用面刮法从上向下依次刮拭腰部脊柱两侧肌肉。可改善腰酸、腰痛，有强肾壮腰、消除赘肉的作用。

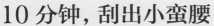

分别刮拭腰椎两旁的肌肉

刮拭腰椎正中

10 分钟，做个翘臀美人

用不涂刮痧油的隔衣刮拭法，刮拭时被刮拭的下肢向后外侧伸直，用同侧的上肢以按压力渗透至肌肉深部的力度，每日用面刮法从臀纹下向上刮拭至腰部，分别刮拭臀部外侧、后侧 1~2 次，每次刮拭 20~30 下即可。从下向上地刮拭可以对肌肉起到物理提拉作用。

10 分钟，让美腿瘦起来

用不涂刮痧油的隔衣刮拭法，刮拭时先站姿，被刮拭的下肢向前伸直，用另一侧上肢以按压力渗透至肌肉深部的力度，用面刮法从下至上刮拭大腿部血海穴、风市穴、伏兔穴；再坐姿从上往下刮拭膝窝委中穴、小腿足三里穴、承筋穴、三阴交穴、承山穴、悬钟穴，两条腿均要刮拭。每个部位刮拭 20~30 下。

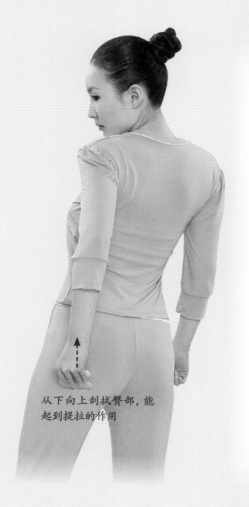

从下向上刮拭臀部，能起到提拉的作用

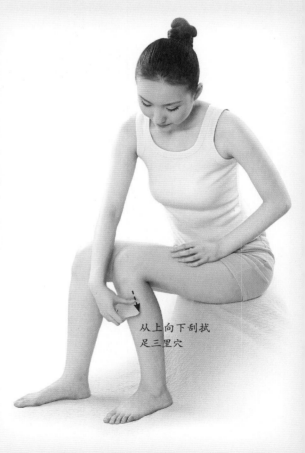

从上向下刮拭足三里穴

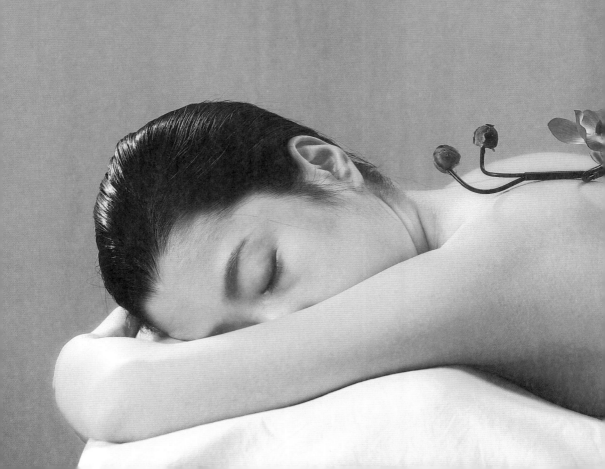

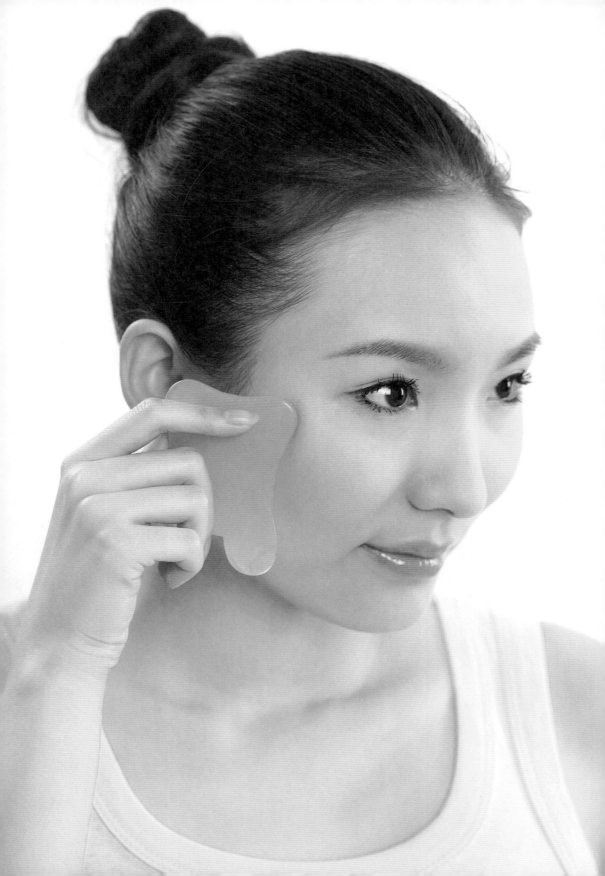

第一章
刮痧美颜、纤体塑身的秘密

如何才能让自己拥有更靓丽的面容、更洁净细腻的肌肤和更匀称窈窕的身材呢？这是每一个女性都十分关注的问题。化妆品虽然可以帮我们，但也有过敏、皮肤依赖症、化妆品本身的质量低劣等各种隐患；减肥药、饿肚子或许会有一时效果，但会使身体机能紊乱，影响身心健康。刮痧这项古老的中医技法，为每个苦苦寻找天然、健康变美措施的女性提供了更好、更安全的选择。

皮肤、身材等外形与内在脏腑、气血、经络的联系，就像花朵与根茎的关系。根深、茎健，花朵才能艳丽持久。刮痧正是从疏通经络促进脏腑健康、全面调理这个根本入手，来保持肌肤靓丽、身材健美的。

内环境清洁，肤色洁净

饮食提供营养的同时也产生废物

食物进入体内，经过身体的一系列物理和生化过程，制造出了身体需要的营养物质，同时也产生了机体不需要的代谢废物。这些代谢废物需要经由呼吸、汗液、大小便等途径及时排出体外，否则就会对身体造成危害。

脏腑失调，内环境不洁

五脏六腑功能正常时，食物可以被很好地分解成细小的精微物质，这样，其中的营养成分能被更好地吸收，代谢废物也能被很快排出体外。而当五脏六腑功能失常时，食物就不能被精细地消化和吸收了，代谢废物的排出也会受到影响。体内环境就会因代谢产物积聚而变得不再清洁。

内环境不洁，容颜、身材亮红灯

皮肤需要充足的营养才细腻滋润。内环境不清洁，导致气血运行不畅，肌肤失养，使肤色变得异常，缺少光泽、干燥、出现皱纹等；肌肤局部积聚代谢废物过多，血液不清洁，则会出现面部色斑、肤色晦暗、黑眼圈、痤疮等皮肤疾患。头部皮肤和相关组织受到影响时，会表现为头部皮脂分泌过旺、头屑过多、脱发，或头发早白、发质干枯、易折等。代谢失调还会导致肌肤松懈、局部脂肪堆积，从而影响我们的形体美。

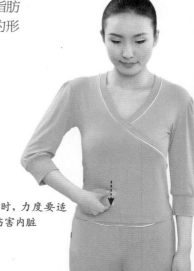

刮拭腹部时，力度要适中，以免伤害内脏

美丽由内而生

美丽看似仅仅是表面现象，可事实上，体内环境、脏腑、气血、经络才是美丽的本源。只有体内环境清洁、脏腑健康、气血充盈调和、经络通畅，才能美得健康、自然、持久。靓丽无瑕的面孔，挺拔苗条的身材，给人舒适和美感，一张出现斑痘油光的面孔和一副赘肉满满的身材，则会让人感觉不适，似乎生活缺少了精致，精气神也少了许多。所以，很多人开始美容，开始瘦身，可有时无论怎样也解决不了问题。到底是为什么呢？原来皮肤不洁、皮下脂肪堆积，仅仅是表面现象，而皮肤下面，身体内部经络、气血、脏腑功能失调和体内环境不清洁，才是问题的本源。

脏腑健康，形体健美，衰老得慢

健美的人给人气血充足、脏腑健康、精力充沛的感觉。因为面部、身材与脏腑的关系就像树叶与树根，树叶的营养来自于树根。面部皮肤的营养、人的精神状态、身材的形态决定于脏腑，受脏腑的调节与管理。脏腑是气血化生之地，也是调节气血的管理者，五脏六腑的健康状况决定着肌肤、形体的状况。

肺　皮肤功能调节器

肺脏的主要功能是生成主宰生命活动的基本物质——气，气是生命动力。通过肺的宣发作用，把气血津液源源不断地输送到全身，一方面滋润营养皮肤毫发，调节毛孔的开合，使皮肤润泽、毛孔紧致；另一方面保持身体代谢的平衡，使营养成分均匀分布全身。如果肺的功能失调，皮肤就会因失养和浊气不能外排而出现面色苍白、没有光泽、毛孔粗大及其他皮肤疾患。

气虚则脏腑代谢功能减弱，不能将营养物质，特别是脂肪转化为能量，会出现脂肪在内脏和体表部位积聚而肥胖，身材臃肿变形，气短乏力。

心脏　输送营养动力站

心脏的主要功能是推动血液在全身运行，从而使营养物质顺利抵达全身各处，保证各组织器官有充足的营养并避免代谢产物的堆积，使内环境保持清洁健康，五脏和肌肉充满生机和活力。皮肤有神韵、白里透红，身材挺拔、神采奕奕是由心功能决定的。心若功能失常，一旦血虚、血瘀，各部位细胞就会因失养而出现健康问题，面无神采，或生出黄褐斑、痤疮、红血丝等。心气虚者疲乏无力，运动减少，肌肉缺乏锻炼，身材则容易松垮，皮下脂肪开始累积。

脾、胃　皮肤营养补给站

脾脏是主要消化器官，主运化和统血。脾胃、大小肠负责消化摄入的食物，并吸收这些食物中的营养成分以供给身体各组织器官。皮肤是否滋润而有光泽，肌肉是否饱满而有弹性，是由脾功能决定的。脾胃和大小肠如果发生功能障碍，气血生成减少，肌肤就会因失养而面色萎黄、肌肉消瘦、松懈无弹性，皮肤加速衰老，头发也会干枯无华。

脾胃气虚，肌肉松懈无弹性，形体日渐消瘦或因脾胃、肠代谢失调，营养成分无法转化成能量，成为多余的脂肪附着于内脏，沉积于皮下，形体则会失去优美的线条，出现皮松肉懈，越来越臃肿。

肝脏　排毒解毒净化器

肝脏主宰全身气机的调畅，主藏血，调节血液分配和运行。肝脏是重要的解毒器官，参与血糖、血脂的代谢，关系血液的质量。内环境中的众多代谢废物都要送到肝脏进行解毒处理。当情志异常或睡眠不好时，肝气郁结，会影响血液运行，导致血液瘀滞。血液不清洁，肤色就会青暗，极易斑痘丛生；还会使脂肪、糖代谢功能紊乱。肝脏解毒功能下降，体内毒素蓄积，最终会产生皮下脂肪或使脏腑脂肪积聚，形体失去优美的线条而变得臃肿不堪。

肾　肌肤健康的加油站

肾主全身的生长发育，有"先天之本"之说。肾脏为人体各部位提供繁殖、生长发育最基础的精微物质，推动五脏六腑的功能，与膀胱共同完成水液代谢功能，化生有益的津液，过滤体液中的有害物质，产生并排出废水（尿液）。藏精是肾最重要的功能，包括先天之精和后天之精。后天之精，由脾胃化生。肾中的先天之精决定人体的肤质、肤色及是否有消瘦或肥胖的遗传倾向。肾气不足，人的肤质、肤色变差，导致面色晦暗，出现黄褐斑，头发不再黑亮，耳朵不再聪慧，面部骨骼、皮肤的衰老程度也加快；也会因为体内代谢废物，特别是体液代谢失常，以致身材走形，容易消瘦或肥胖。

经络通畅，气血充足

经络是经脉和络脉的总称，经脉是粗大而畅直的气血通路，络脉是经脉的细小的网络分支。

经络是皮肤和脏腑的联系通路，也是运送气血的通路。经络通畅是脏腑功能正常、肌肤营养充足、容颜靓丽、身材迷人的保证。

人体内外上下、脏腑器官是由经络系统联系起来的，如果把人体的经络全绘制出来，你会发现经络就像是在人体内错综复杂的河流网络，遍布在身体的所有部位。经络负责运行气血，濡养全身脏腑组织器官，还是传导、感应各种刺激，包括病邪与药物的通路，更是我们人体最高的综合控制、调节系统，负责调节体内环境，调配气血运行，以适应内外环境的各种变化。

经脉

人体的经脉由十二条正经和八条奇经组成。

十二正经中的每条经脉分别与一个脏腑相连，因其连署的脏腑不同、行经体表的位置不同而分为六阳经和六阴经，其中有三条阳经（大肠经、小肠经、三焦经）从手指循行至面部，三条阴经（肺经、心经、心包经）从胸部循行到手指；另三条阳经（胃经、膀胱经、胆经）从头面部循行至足趾，三条阴经（脾经、肾经、肝经）从足趾循行到腹部。

八条奇经指的是：督脉、任脉、冲脉、带脉、阴跷脉、阳跷脉、阴维脉、阳维脉。十二正经和奇经中的任、督二脉合称十四经，是针灸、刮痧选经配穴的主要依据。

络脉

络脉由十五别络和细小的浮络、孙络组成。十五别络可以加强阴阳经脉在体表的联系，浮络是浮现在体表的络脉，孙络是遍布全身的最小脉络。刮痧疗法主要刺激的部位就是孙络和浮络，每条经脉在皮肤表面孙络和浮络的部位称为这条经脉的皮部，皮部是一个较宽的范围。经脉线就在皮部的中间，而穴位就在经脉线之上。刮拭后出现的痧即是体内气血中的邪气自孙络外泄留下的痕迹。

人体的所有经脉都与脏腑有表里连署关系，并最终到达肌肤表面，因此经脉和脏腑都参与着肌肤新陈代谢的管理。

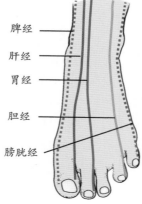

肾经

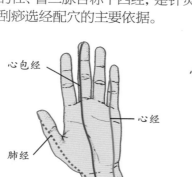

心包经
心经
肺经

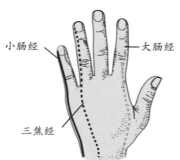

小肠经
大肠经
三焦经

脾经
肝经
胃经
胆经
膀胱经

面部全息分布

生物全息理论指出，面部是人体的全息缩影，面部的全息分布像一个伸臂、分腿站立的人形。面中线对应人体的躯干，额头对应大脑颈部，两眼之间对应心脏，鼻根两侧至眉头内下方对应乳腺，两眉之间对应肺脏，鼻中部对应肝脏，鼻中部左侧对应胰腺，鼻中部右侧对应胆囊，鼻尖对应脾脏，鼻翼对应胃，鼻两侧为腹部大小肠区，口周上下对应下腹部泌尿生殖器官。外眼角下方对应上肢，面颊外下方对应下肢。脏腑器官的气血变化会反映在面部对应的同名全息穴区区域。

面部皮肤气色形态变化的规律

脸面就像一个人的无声名片，它位于身体的最高处，其上的五官、神情时刻向别人展示着主人的状态。脸在视觉上是判断一个人丑与美的第一标志，中医更从健康的角度指出『脏藏于内，而形于外』，面部就像一个健康显示器，面色是否正常、是否有光泽、是否滋润，以及色斑、痤疮发生的部位，都直接反映了身体的生命活力和健康状况。

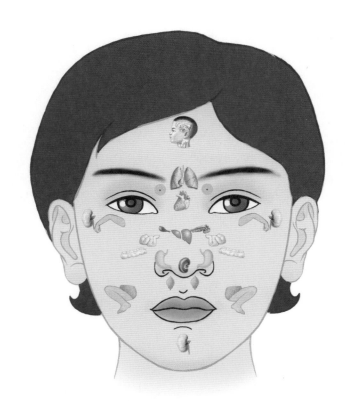

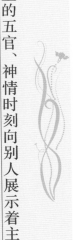

头、面、咽喉区 ── 胃 ── 心脏 ── 小肠

肺脏 ── 脾脏 ── 肝脏 ── 大肠

胰腺 ── 肾脏 ── 胆囊 ── 子宫、卵巢、膀胱

乳腺 ── 上肢 ── 下肢

面部经脉分布

　　人体经脉中所有的阳经均上达于面部,与五脏相连的阴经也通过络脉的连署上达于面部。这些经脉的气血分别营养面部肌肤不同的部位,这些经脉上的穴位是面部五官输送气血和起调节作用的关键部位。经络本身气血失调或所连接脏腑功能失调都会由于经脉的连接作用反映在面部所管辖的区域。

　　面部肌肤气色形态的微小变化都与经络脏腑气血有着密切的关系。面部如果出现色泽异常,长斑、长痘或出现皱纹,比对面部经脉循行图和面部全息分布图,就可以很容易了解面部皮肤问题的本源在哪里。

　　每天照镜子时,仔细观察自己的面部皮肤细微变化,还可以很方便地了解自身的健康状态,发现亚健康的蛛丝马迹。

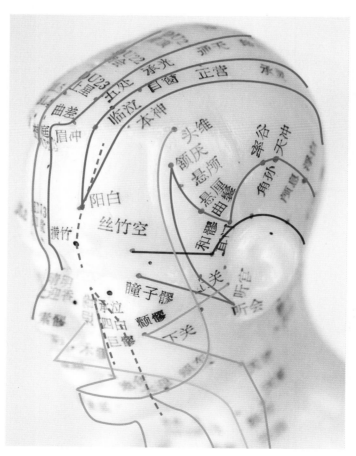

── 足太阳膀胱经	── 手阳明大肠经
── 足少阳胆经	── 足阳明胃经
── 手少阳三焦经	── 督脉
---- 足厥阴肝经	── 任脉
── 手太阳小肠经	

面部各种皮肤问题的内因

面部气色变化，皮肤干燥，长出斑点、痤疮，生出皱纹等不仅是体内环境、脏腑器官、经络气血变化的外在反映，对反复出现的顽固性皮肤问题，还可以提示先天脏腑功能的强弱部位，有助于判断健康发展的趋向。以下是面部气色形态变化的规律。

缺乏光泽

脏腑强健、功能正常时，面部皮肤营养充足、滋润光泽。皮肤缺乏光泽是脏腑功能减弱、气虚的表现。

皮肤干燥

皮肤干燥是细胞缺水的表现，提示体内津液不足，内脏器官也会有津亏阴虚的症状，应采取滋阴润燥的方法调理。

面生皱纹

皮肤的胶原蛋白和弹力纤维的生成能力下降时，面部皮肤就开始出现皱纹。皱纹是皮肤老化的现象。随着年龄的增长，微小的皱纹逐渐增多，皱纹带形成的沟壑也越来越深。从中医的角度看，皱纹是气血不足、缺乏营养所致。益气养血可预防和减缓皱纹。

面色异常

正常面色白里透红，明润光泽，面色异常有苍白、萎黄、青暗、晦暗等。多因脏腑功能失调，皮肤失养或代谢产物排出途径受阻，毒素内停，内环境不清洁所致，属于因虚致瘀。应根据不同的面色判断失调的脏腑和原因，进行有针对性的脏腑调理。

面部青筋

青筋即静脉血管，面部出现青筋，说明静脉血液回流受阻，压力增高。根据青筋出现部位对应的经脉和全息穴区可以判断血液循环不畅的脏腑器官。头面部青筋明显凸起、扭曲常常是某种疾病的信号。

黄褐斑

黄褐斑是黑色素生成和沉积的结果，中医认为黄褐斑为气滞血瘀的产物。由于脏腑气机失调，导致气滞血瘀或气虚不能率血行的气虚血瘀。总之血液运行受阻，代谢产物积聚，日久生斑。应根据出现的不同部位、不同证候，行气活血化瘀或益气活血，调理相关脏腑。

痤疮

痤疮是油脂分泌旺盛，堵塞毛孔，遭受细菌感染所致。中医认为，痤疮不同的形态分别与血热、内毒、血瘀、痰湿内蕴等因素有关。根据痤疮出现的不同部位、不同形态，分别采取清热解毒、活血化瘀、利湿化痰等方法进行治疗。

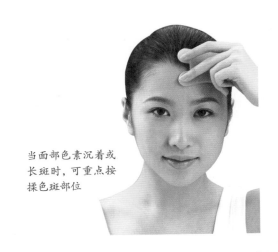

当面部色素沉着或长斑时，可重点按揉色斑部位

照镜子诊察面部问题的原因

中医很早就指出"脏藏于内，而形于外""望而知之谓之神"。面部既是整体的组成部分，又是整体的缩影，面部经脉与五脏六腑相连，各脏腑器官的病理变化都在面部有所表现。面部的皮肤就像一面镜子，直接反映人的生命活力和健康状况。运用中医的基础理论，破译其中的规律，每天照镜子时，仔细观察可以很容易找到皮肤问题的根源，并且了解体内脏腑器官的细微变化。

面色提示的健康信息

面色荣润、有光泽是脏腑功能正常、身体健康的标志。当脏腑某些功能失调，气血不足或血液中代谢产物聚积、排泄障碍，导致气血运行受阻时，面色就可能受影响而发生改变。中医认为，五色与五脏有着内在的联系，五色对应五脏。一般的规律是：心与红、肺与白、脾与黄、肝与青、肾与黑相对应。

五色诊断需要与光泽度相结合综合判断，光泽度反映身体的健康状况：正气充足，面色光泽、滋润；正气不足，面部缺乏光泽。面色也体现体内环境的寒热状况，如：青、黑为痛为寒，红为热，白为寒，白、萎黄为虚。

根据面色和光泽度，可以判断体质特点、体内环境的寒热虚实性质与功能较弱的部位。

面色诊断规律

面色	对应脏腑	面色 + 光泽度	体质与病症	病性
白	肺	面色白而少光泽	为气虚或气血俱虚，肺功能不佳或贫血	气虚
		面色青白	为元气虚弱的寒证	虚、寒
黄	脾	面色淡黄、萎黄而无光泽	为脾气虚、脾胃虚寒，可见于肠胃功能减弱，或营养吸收较差	气虚、寒
		黄色鲜明	为湿热熏蒸、急性肝炎	湿、热
红	心	面色潮红如醉	提示胃热	血热
		满面通红	外感发热或脏腑实热	
		面色暗红	多为血液黏稠度增高，有微循环障碍，可见于高血压、高脂血症之人，警惕心脏疾患	血瘀
青	肝	面色青暗少光泽	肝郁气滞，肝脏解毒能力下降，肝、脾功能失调，警惕肝脏疾患。女性面色青暗多月经不调	痛、寒、瘀
黑	肾	面色黑暗、灰暗少光泽	属肾虚，身体排毒功能减弱，血液中代谢产物增多，可见于经常便秘、长期吸烟、免疫功能或肝肾解毒功能减弱者	虚、瘀、毒

面部皮肤、形态分区望诊

为什么每个人出现的第一道皱纹不都在同一个地方？为什么每个人长斑长痘的部位都不一样？面部的斑痘不是什么大病，但同一部位反复出现、久治不愈的斑痘，则是机体亚健康的信号。通过下表的分析就一切都明白了。

人体的面部皮肤变化及五官形态色泽可以反映身体是否健康。观察面部色斑、痤疮出现的部位、具体形态及异常色泽出现的具体部位，并结合此部位的循行经脉、对应的全息穴区，对号入座，顺经寻根，可以帮助判断导致这些现象深层的脏腑病因及病变的性质，进而有助于了解全身状况，判断亚健康的部位，提前发现潜在疾病。

面部形态对健康状况的反映

部位		表现	病因及症状表现
额头	额头中部	明显晦暗	肾气不足、阳气虚、大脑缺氧；脑疲劳、神经衰弱
		青筋凸现	长期劳累、紧张；头颈部血液循环不畅
		多皱纹	大脑气血不足；疲劳、神经衰弱
		痤疮	热盛或肺胃及肝胆有热、精神压力大、肝脏解毒功能减弱；睡眠少、饮水少
	额头两侧及太阳穴	晦暗或黄褐斑	肝胆功能失调；肝郁气滞，失眠多梦
		多皱纹	肝胆气血不足；功能减弱
		痤疮	肝胆有热；口苦、失眠
		青筋凸现	肝胆郁滞，血液循环不畅，精神压力过大，头晕、头痛（青筋凸起、扭曲时，提示脑动脉硬化）
眼部	鬓角	痤疮	脾胃功能失调，胃热
	两眉之间	青暗	肺气虚，肺血液循环不良
		多皱纹或凹陷	肺气血两虚
		红或有痤疮	肺热，慢性咽喉炎
	两眼之间	苍白	心气虚，心血不足
		多皱纹	心气血两虚
		红暗或青暗	心气血瘀滞

部位		表现	病因及症状表现
眼部	眼周	皮肤色暗、发黑	肾气虚、月经不调、妇科疾患；睡眠不足、疲劳
		眼角鱼尾纹	胆经气血不足的表现
		外眼角下皱纹	上肢肌肉无力或肩周炎
		外眼角下黄褐斑	颈肩肌肉劳损、颈肩疼痛、肩周炎
		松弛的眼袋	脾胃气虚、食欲不振、消化不良
		饱满的眼袋或眼部有脂黄瘤	食欲好，血脂代谢异常，警惕高脂血症
		长期黑眼圈	过劳，熬夜，妇科疾病的先兆、慢性胃肠疾病、慢性肝病、肾病等
		眼袋暗青	肾虚，女性月经不调、妇科疾患的早期征兆
鼻部	鼻根部	青筋	儿童有青筋浮起者，易感冒、患胃肠病、消化不良
	鼻梁中间	晦暗或黄褐斑	提示肝郁气滞，肝脏代谢、解毒功能下降
		出现许多十字形或纵向皱纹	肝胆气血不足，功能减弱；肝肾气虚，有肝肾不足、腰酸或脊柱疾患
	整个鼻部	色红、痤疮或酒渣鼻	脾胃有湿热，色红或酒渣鼻是饮酒过量、血压增高的征兆
		鼻梁青筋	肠胃积滞，胃痛，腹胀，消化不良，肝胆郁滞
	鼻头	色暗，少光泽，或有黑头	脾胃虚寒，腹寒、腹胀
	鼻翼及翼根部	青暗	脾胃气虚，胃寒痛，手足不温
		红暗少光泽	胃气虚、血瘀，有慢性炎症
		长斑点	警惕胃、十二指肠溃疡
两颧	两颧中央	潮红	心肺阴虚火旺
		两颧多皱纹，肌肤松懈	脾胃气虚
		红暗或痤疮	小肠积热或心经气血不畅，心情郁闷或烦躁
		红血丝、黄褐斑	消化吸收功能减弱，心气虚，血液瘀滞

部位		表现	病因及症状表现
眉眼及两颊外侧		晦暗或黄褐斑、老年斑	肾气虚，三焦气机不畅，脂代谢紊乱
		痤疮	胃及小肠热盛，肠道毒素过多，喜甜食，饮食不节制
唇部		唇色红赤	发热，消化道炎症
		口唇青紫	心血瘀滞，机体缺氧或药物中毒的征象
		口唇苍白	营养不良、血虚的特征，手足发凉
		唇色发黑	黯黑为消化系统疾病，唇上出现黑斑提示早期胃肠疾患
		口角有小皱纹	胃气虚
		口周痤疮	胃肠热盛，饮食不节，肠胃积滞
		人中	形状深长宽，色泽明润为气血充足，生殖能力良好。形状浅而窄短，色泽枯滞，沟道发黯为阳气不足。隆起者男性前列腺肥大，女性妊娠或子宫疾患
		上唇黄褐斑、黑痣	大肠虚寒，便秘，月经不调，警惕子宫卵巢疾患、肠息肉
		上唇颜色暗红	大肠有热，口臭，膀胱湿热或卵巢疾患
		上唇皱纹	大肠气虚，卵巢萎缩，性功能减退
		上唇苍白、泛青	大肠虚寒，腹胀痛，便秘或腹泻
		下唇绛红色	胃热，胃火炽盛，胃痛
		下唇苍白	胃气虚寒，食欲不振，胃中冷痛
		舌下青筋凸起	舌下静脉相对应于人心脏的冠状动脉，提示心脏血液循环不良，如青筋凸起并扭曲，紫黯，警惕冠心病
下颌	下颌中部	晦暗无光泽	肾气虚，宫寒，内分泌失调，腰酸腰痛，月经不调
		横向皱纹	肾虚，腰痛或有痔疮
		红暗或痤疮	下焦湿热，内分泌失调，月经不调，警惕卵巢疾患
		有青筋	白带量多，疲乏无力，腰膝酸软
	下颌两外侧	晦暗或黄褐斑	下肢血液循环不良，下肢酸痛、寒凉，消化功能不良
		多皱纹、松弛下垂	下肢无力，脾气虚，消化功能减弱
		痤疮色暗而顽固	下焦湿热，肠胃湿热，白带量多

透过痧来"侦测"危害美丽、苗条的因素

　　刮痧后呈现的痧象（痧的颜色、形态等）可以向我们"预报"影响美丽和健康的潜在病变。因为痧象是微循环障碍的表现，不同部位、不同形态、不同颜色的痧象说明不同经络、不同脏腑有不同轻重程度的微循环障碍，分别提示身体不同的健康状况。每个人病变的部位和程度都存在个体差异，只有发现这些病变的部位，才能有针对性地调理，实现美容美体的效果。

痧象告诉我们的健康信息

健康痧象	痧象程度	健康提示	我们应该做的
	少量浅红色、红色散痧点、痧斑，与皮肤其他部位高度基本持平	提示身体健康。这种微循环障碍可通过机体自我调节功能不治自愈	定期保健刮痧，饮食有节，生活规律
	一个或多个直径在1~2厘米的浅红色、红色较密集斑片状痧斑，不高于皮肤	轻度微循环障碍，提示经脉轻度瘀滞、缺氧，时间较短。见于亚健康状态，没有任何自觉不适症状者	应该及早进行日常调理和保健治疗
中度痧象	多个直径大于2厘米的紫红色、青色斑片状痧斑，与皮肤持平，或略高于皮肤	中度微循环障碍，提示经脉中度瘀滞、缺氧，时间较长。可见于亚健康或疾病状态，有时有症状表现	除进行日常调理外，还应进行有针对性刮痧治疗
重度痧象	皮肤表面出现直径大于2厘米的暗青色、青黑色的1个或多个包块状、青筋样痧斑，明显高于其他部位	重度微循环障碍，经脉严重瘀滞、缺氧，时间较长。可见于比较严重的亚健康或疾病状态，常有症状表现	除进行刮痧治疗，还应及早到医院做健康检查，明确诊断，以便进行更系统的综合治疗

不出痧也可"侦测"健康情况

因为遗传基因的不同，有些人即使脏腑出现了健康问题，面部也仍然洁净无瑕或皱纹很少。其实他们的身体变化仍然在面部和其他体表部位有所表现，只不过隐藏得比较深，刮痧可以帮助发现这些隐藏在深部的蛛丝马迹。这种刮痧诊断方法，不必出痧，而是专门捕捉刮痧板下各种不顺畅的感觉，这就是刮痧的阳性反应诊断。

刮痧的阳性反应诊断需要刮拭者用心体会，要看在刮痧过程中刮痧板下皮肤有无涩感，皮下有无沙砾样、结节样组织，肌肉是否紧张、僵硬、松弛、痿软。同时被刮拭者也要配合，感受刮痧板经过之处有无疼痛反应等。

阳性反应的规律

触觉	具体表现	健康提示
温度	寒凉	经脉或组织器官因感受寒邪而缺血缺氧
	温热舒适	经刮痧治疗，经脉或组织器官气血通畅
涩感及小气泡	刮板下极轻微的不顺畅感觉	最轻微的气血运行障碍，没有症状的早期亚健康状态
疼痛	酸痛	经脉或组织器官因气血不足而缺氧、缺血
	胀痛	经脉或组织器官因气滞而缺氧、缺血
	刺痛	经脉或组织器官因血液瘀滞而缺氧、缺血
沙砾或结节	只有沙砾、结节	经脉或组织器官气血瘀滞时间相对较长，正在形成病变或以前的病变目前无症状表现
	沙砾、结节与疼痛并存	相关经脉、组织器官有较长时间的缺氧现象或局部有炎症，目前有症状表现
肌肉张力	肌肉紧张僵硬或松弛痿软	气血运行不畅，经络或组织器官缺血、缺氧而功能减弱

提示①：疼痛感强烈或有结节现象者，应及早到医院做进一步的健康检查，明确诊断，以做到早发现、早进行综合治疗。刮痧美容美体的关键是寻找面色晦暗或色斑下的阳性反应，通常这些部位会有疼痛、沙砾、小结节等阳性反应。找到阳性反应，用对症的刮痧方法逐渐减轻或消除阳性反应，美容美体的效果自然而然就出现了。

提示②：面部诊测刮痧时，避免出痧，诊测健康寻找阳性反应时刮拭速度缓慢，一呼一吸2~3下；刮拭距离短，每次刮拭长度0.5~1厘米；刮拭角度小于15度。每个部位诊断刮拭3~5下。

另辟蹊径，以"清、通"为本

血液是皮肤的全营养素。充足而清洁的血液，为体内和皮肤细胞提供着足够的营养物质，面色因此而荣润光泽，身材因此而健美，人也精力充沛、神采奕奕。

现代人面部问题增多，肥胖率猛增，其主要原因是营养摄入过多，机体负担过重，代谢紊乱致使体内代谢产物积聚，血液不清洁。刮痧则针对皮肤问题、肥胖问题的本源，另辟蹊径，将常用的添加营养素的"加法"美容，变为"减法"，采取清洁体内环境、畅通经络的方法，净化血液，疏通向皮肤输送营养的道路而美颜美体。

出痧清洁体内环境，净化血液

洁净的皮肤具备了美容的第一要素。在脏腑负担过重、功能减弱时，营养物质被分解、合成、吸收及能量转化的过程减慢，代谢产物不能及时通过正常渠道排出，滞留并聚积，影响血液运行，大量聚积的代谢产物最终成为危害健康的内毒素，阻碍微循环，反映在面部则皮肤晦暗、生出色斑。刮痧时，刮痧板向下的压力会使含有这些内毒素的血液从通透性紊乱的毛细血管中（中医属孙络）渗漏出来，停留在皮肤和肌肉之间，成为我们所看到的痧。出痧排出血液中的内毒素，能快速活血化瘀，改善微循环，净化血液，清洁体内环境，淡斑亮肤，还能为脏腑创造良好的工作环境，化生气血，转化能量，从而使身材变臃肿为健美。

排除毒素，畅通皮肤细胞获取营养通路

当体内浊气、浊水、浊血存留，成为对机体有害的内毒素，引起微循环障碍时，影响经络气血的运行，脏腑器官则处于亚健康或疾病状态，不但会导致面部出现斑痘、肥胖，还会因毒素阻滞了皮肤细胞获取营养的通路，致使皮肤缺乏营养，则面色苍白或萎黄，缺少光泽，干燥，出现皱纹；或者因代谢产物不能及时分配而导致浮肿或脂肪堆积，身材走形。

刮拭出痧，或皮肤增厚及毛孔张大，不但将含有内毒素的血液排出于血管之外，还可以排出体内的浊气、浊水，促进了血液循环，畅通了细胞获取营养的通路，把丰富的营养素和氧气源源不断地输送给组织细胞，迅速缓解局部的缺氧状态，激活和增强皮肤细胞的功能，并消耗掉多余的皮下脂肪，从而达到养颜美容、瘦脸，减肥纤体之效。

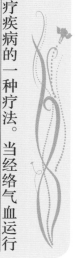

刮痧做减法，美丽能加分

刮痧，顾名思义，是在皮肤表面通过刮拭皮肤出现痧斑来治疗疾病的一种疗法。当经络气血运行不畅时，刮拭后皮肤上会出现或散状或密集的红色出血点，这就是『痧』。刮痧后，并没有从外界补充营养素，但是人会感觉轻松，病痛减轻。因为刮痧开放毛孔，排出了血液中的代谢废物，宣泄了体内的浊气、浊血。排出废物，畅通气血，营养自来，所以一身轻松。这种『减法』的方式不仅能治病，还有显著的美颜、纤体塑身的效果。

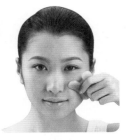
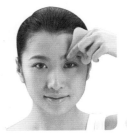
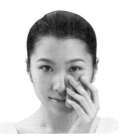
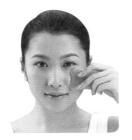
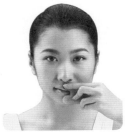
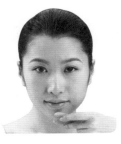

面部刮痧把丰富的营养素和氧气源源不断地输送给皮肤组织细胞，迅速缓解局部的缺氧状态，激活和增强皮肤细胞的功能而达到养颜美容之效

改善肌肤微循环，美颜减脂

面色晦暗，甚至出现色斑，其原因是深层的肌肤微循环出现障碍，局部代谢产物积聚，致使皮肤色泽出现改变。而脂肪堆积、体重超标则大多是体内脂肪代谢过程出现障碍，导致皮下和脏腑四周脂肪积聚。刮痧疗法通过畅通经络，改善微循环，来恢复皮肤细胞自身的代谢功能和激活经络脏腑的功能活动。刮拭经络穴位，是对皮脉肉筋骨的总动员，激活机体自身的调节功能和增强皮肤细胞代谢功能、自洁功能，可以消耗掉多余的皮下脂肪，同时能激活面部受损的枯萎细胞，恢复和加强肌肤细胞自身摄取营养的能力。沉积的代谢产物逐渐消散，色斑就会变淡、消失，肤色自然美白，肌肤自然会荣润光泽，刮痧刺激使肌肉的主动运动和肌肉脂肪的被动运动相结合，激发和增强脏腑新陈代谢的自调机能，脂肪被消耗掉，身材也会恢复健康苗条。

顺经寻根，治本源

每个人肌肤衰老的速度不一样，斑痘、色泽晦暗的部位也有明显的差异。这是因为每个人遗传基因及脏腑健康状况不同。面部长斑、长痘与脏腑功能失调有关，便秘，情志不舒，饮食肥甘，劳累过度或贪凉饮冷，女性月经不调等诸多内外界因素均可影响经络气血的运行。脏腑、经络、气血失调性质和程度的区别导致每个人面部问题的差异。

同样，每个人体重增加的原因也不一样，有的是脾胃虚弱，脂肪不能转化为能量；有的是肝胆失调，代谢障碍……一切表象都有内在的原因。

所以刮痧养颜美容、纤体塑形不是千人一方。具体到每个人则要根据面部问题发生的部位，确定所在的经络、对应的脏腑器官，顺经寻根，找到影响美容、美体的本源，刮拭刺激相关经络穴位和脏腑器官的全息穴区，有针对性地调理气血，调节脏腑，改善机体亚健康状态，标本兼治，巩固面部刮痧和美体效果。

刮痧疗法通过刮拭刺激皮肤，使皮下充血，毛细血管扩张，汗腺充血而开泄，宣泄体内的秽浊之气，把阻滞经络的病原排泄于体外，使病变脏腑器官、细胞得到营养素和氧气的补充；使得血脉畅通，气血流通，达于五脏六腑，促进人体的新陈代谢和损伤细胞的修复、活化，从而达到防病治病、养颜美容、瘦身美体的效果。

表里双清，排毒素

刮痧有表里双清的作用。刮拭面部，以刮痧板的按压力和推动力，化解瘀结点，疏通面部经络气血，清洁经脉，改善肌肤微循环，肌肤病理产物得以排泄，色斑、晦暗自然减轻或消失，容颜洁净靓丽。有针对性地刮拭躯干、四肢部位经穴和全息穴区，可以调理脏腑、利尿、通便、发汗、调理月经、促进新陈代谢、加速代谢产物排泄。它能清洁、净化体内环境，由内到外排出代谢废物，净化体内环境，畅通代谢渠道，消除产生色斑、痤疮、肥胖的病因。

通经活络，供营养

面部皮肤细胞因缺乏营养而干燥、粗糙，出现皱纹或体形过于消瘦，其实在大多数情况下体内并不缺乏营养，只是因为输送营养至皮肤细胞的通路，即经络出现故障。同样，脂肪在腿部、上肢及内脏堆积，也并不一定是营养过剩，而是营养物质不能顺畅地在体内分解合成、合理分配。而刮痧正是通过疏通经络，使细胞营养供应的渠道得以畅通，特别是对面部肌肤孙络的刮拭，迅速改善了微循环，从而使面色荣润有光泽，皮肤细腻，减轻或避免眼袋、皱纹、缺乏光泽，以及过早衰老等美容问题。由于经络通畅，促进了新陈代谢，减少或避免代谢废物积累，身材得以变得健美。

调节脏腑，缓衰老

皮肤、身材是脏腑健康状况的外相，脏腑健康、气血充足则容颜滋润，形体健美。脏腑亚健康或疾病是面部皮肤问题以及身材臃肿肥胖或过度消瘦的根本原因。人体具有很强的自动化、优化的自我调节机制。刮痧通过刮拭与病变脏腑相关的经络和全息穴区，激发和增强脏腑功能，调节气血运行，充分发挥机体的自我调节能力，可以有效改善亚健康，促进营养物质的消化吸收，滋养皮肤，加速多余脂肪的分解，强健肌肉力量，使形体健美。面部皮肤和身体的衰老速度与脏腑衰老同步，通过脏腑保健刮痧，增强各脏腑器官的功能，延缓衰老；同时也实现延缓面部肌肤衰老、保持身体健康、形体健美兼得的目的。

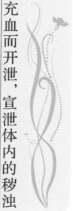

常刮手臂，不仅能甩掉"蝴蝶袖"，还能使皮肤更加细腻

区别虚实，纤体塑身

　　每个女性都希望拥有迷人的曲线，窈窕的身材。然而现实中有人为体重过轻、胸部扁平发愁，也有人为身材臃肿、腹围过大、腿部过粗而烦恼。这些不如人意的体形除去疾病的原因，无论消瘦还是肥胖均可以分为虚实两种情况，刮痧调理分别有不同的方法。

　　气虚型消瘦者，食欲差，食少便溏。因为脾胃气虚，营养不足，吸收功能差。健脾养胃刮痧法通过增强脾胃的消化吸收能力而增重，使体形丰满。另一种实证型消瘦，怎么吃也不长肉，胃火盛，消谷善饥，吃得多，饿得快。刮痧通过清胃火、养脾阴而增重美体。针对不同原因的消瘦，采用不同的刮痧部位和手法。

　　气虚型肥胖者，尽管吃得少，即使节食也减不掉体重，这种肥胖者多气短懒言，疲乏无力。肺脾两虚是主要的原因。运用补法刮痧，益气健脾，代谢掉多余的水分，加上适量运动，体重自然减下来。另一种实证型肥胖者食欲旺盛，过食肥甘，摄入大于消耗，自然脂肪储存量增加。刮痧减肥针对不同的原因，对证选取经穴，并且针对不同的肥胖部位有选择地重点刮拭。

　　刮痧操作挥动手臂本身就是一种运动，肢体的主动运动，消耗热量，再加上刮拭推动肌肉脂肪的被动运动，更有经络穴位的刺激效果，激发和增强机体脏腑功能的自我调节能力。特别可贵的是这种调节能力具有双向调节的优势，瘦能增肥，肥能减瘦，它胜过任何药物的单向调节作用。取得刮痧纤体塑身明显效果的决定因素是经穴的选择和补泻的刮拭手法，还有最重要的一点就是坚持刮痧的毅力。

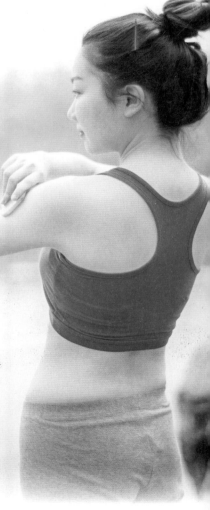

刮痧的调节作用是双向的，肥能减瘦，瘦能增肥

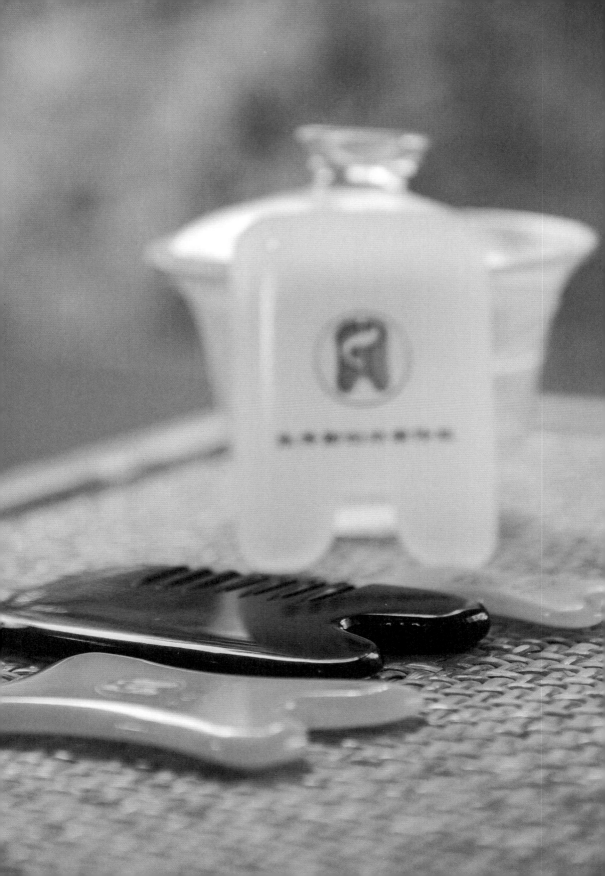

第二章
美颜、纤体塑身刮痧准备

　　"简单而有效"是刮痧长盛不衰、历久弥新的原因。刮痧的简单体现在：器具简单、刮拭方法简单、注意事项简明。简单的刮痧用具便于大家置备，简单的刮拭方法便于大家学习和运用，简明的注意事项便于大家记忆掌握。

　　刮痧操作简便、灵活，当你读完本章后就会发现，它很适合工作繁忙的上班族，因为可以利用每个零碎时间随时随地美颜纤体。

简便又安全的全息经络刮痧

刮痧是一种源远流长的古老医术，现代全息经络刮痧美容继承了古老医术的精华，融入了现代医学的理论，开创了全新的美容方法。它操作简便，易于掌握，既能美颜，又能美体，还能带来健康。而且所用器具简单、价格低廉，操作方法易学易行，没有特别的环境要求，非常适合善用零碎时间又关注健康的各位爱美女士。

器具简单

一块刮痧板再加一份润滑剂（保护皮肤，减少刮痧板与皮肤间的摩擦，降低疼痛感），刮痧美颜纤体就可以开始了。

手法简单

刮拭手法简单，即使以前没有接触过医学的人也能在很短时间内掌握。而且因为刮拭手法简单、取穴灵活，刮痧几乎不受时间、环境的限制。

安全无创伤

刮痧只在皮肤表面进行，既不会像手术那样对身体造成严重创伤，也不会出现药物性副作用，是安全无创伤的一种保健治疗方法。

刮痧在美颜、纤体塑身的同时更具有诊断作用

很多疾病的发展是一个缓慢的过程，早期常没有任何症状表现，而被误认为病变还未发生。好在人体任何一个部位细微的小变化都会在经络和气血运行方面有所体现，通过刮痧就可以发现这些变化的蛛丝马迹。刮痧提前告知有病理改变倾向的经络、脏器的同时，也对这些"尚未表现出来的病变"进行了有效的治疗。

刮拭部位因人而异，灵活多样

在经络和全息理论指导下，身体的每一个局部器官如头部、面部、躯干、四肢、手足，甚至小小的手掌骨骼都可以进行刮痧，可根据自身体质的特点选择刮痧部位，一种症状也可以交替选择部位，以保持机体对刮痧刺激的敏感性，增强保健效果。

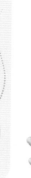

刮拭手部第 2 掌骨桡侧的时候，用垂直按揉法效果最好

刮痧板

传统的刮痧器具

简单来说，凡是能在皮肤上刮出痧痕又不会弄破皮肤的工具都可以当作刮痧器具，所以以前的人们曾用汤勺、铜钱、嫩竹板等作为刮痧器具。当然这些刮痧器具相对而言是粗糙的，也不很契合人体的解剖形态，有些穴位可能会刮拭不到，而且会对皮肤有一定损害，被刮拭者也需要忍受一定的疼痛。

现代的刮痧板

现代刮痧板多选用具有药物作用的玉石或水牛角材质，根据人体各部位的解剖形态加工而成。水牛角性寒、味辛咸，辛可发散行气、活血润养，咸能软坚润下，寒能清热解毒。玉味甘平，入肺经，能润心肺，清肺热。《本草纲目》记载，玉具有清音哑，止烦渴，定虚喘，安神明，滋养五脏六腑的作用，是具有清纯之气的良药。水牛角和玉质刮痧板边角加工圆润，不会损伤皮肤，且均无毒副作用。其形状适合身体各部位的解剖形态，对经穴能起到良性刺激效果。

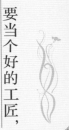

美颜、纤体刮痧器具

俗话说，『工欲善其事，必先利其器』，要当个好的工匠，就先得了解和选择合适的工具。在开始刮痧之前，我们就先来了解一下刮痧需要的器具吧。

美容刮痧玉板（专利号 ZL02243809.2）

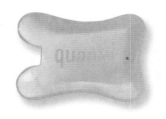

美容刮痧玉板4个边形状均不相同，其边角的弯曲弧度是根据面部不同部位的曲线设计的。短弧边适合刮拭额头，长弧边适合刮拭面颊，两角部适合刮拭下颌、鼻梁部位及眼周穴位。

全息经络刮痧板（专利号 96201109.6）

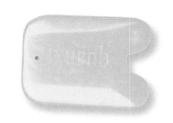

全息经络刮痧板为长方形，边缘光滑、四角钝圆。玉石刮痧板两长边可刮拭身体平坦部位的全息穴区和经络穴位，两个半圆角适于人体凹陷部位刮拭，如脊椎部位、手指、头部全息穴位的刮拭。

多功能全息经络刮痧牛角板梳（专利号96201109.6）

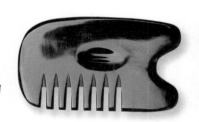

长边和两角部可以用来刮拭身体平坦部位和凹陷部位，另一边粗厚的梳齿便于疏理头部的经穴，既能使用一定的按压力，又不伤及头部皮肤。

全息刮痧专用小板（专利号 ZL201930733466.6）

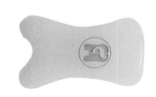

精巧的玉石小板边角适合刮拭手部第2、第3掌骨，可以通过刮拭掌骨缝之间，对脏腑脊椎三维精准定位诊断和调理。

专家提示

1. 刮痧板的清洗。水牛角和玉石制的刮痧板，刮拭完毕可用肥皂洗净擦干或以酒精擦拭消毒，绝对不可高温消毒。

2. 刮痧板的保存。水牛角刮痧板：长时间置于潮湿之处或浸泡在水里，或长期置于干燥的空气中，均会产生裂纹，影响使用寿命。因此刮毕洗净后应立即擦干，最好放在塑料袋或皮套内保存。玉质刮痧板：不怕水泡，也不忌干燥，但在保存时要避免磕碰。有些刮痧板的上端有小孔，可以穿入线绳，随身携带。

3. 专板专用。刮痧板最好专板专用，避免发生交叉感染。

润滑剂

刮痧油是刮痧治疗必不可少的润滑剂，它可以保护皮肤，减少摩擦力，降低被刮拭者的疼痛感，还对皮肤有润养作用。

传统的润滑剂

从古至今人们尝试了很多原料来作为润滑剂。用得最早也最普遍的是水，因为它方便又几乎无成本，但它的润滑效果也是最差的。润滑效果好的是油脂类的，比如麻油。为了增强治疗效果，前人们还尝试着用含有药物的润滑剂，比如红花油、酒，这些润滑剂在增加药效的同时，却也对皮肤有一定的刺激作用，都不能算是好的选择。

现代的润滑剂

现代刮痧油是由含有清热解毒、活血化瘀、消炎镇痛作用，而没有毒副作用的中药及渗透性强、润滑性好的植物油加工而成的。根据刮拭不同部位的需要，又分别研制出液状的刮痧油和乳膏状的美容刮痧乳。美容刮痧乳主要用于面部，因为刮痧油是液体的，如果用于面部时，很容易流到或滴到眼睛里、脖颈处。

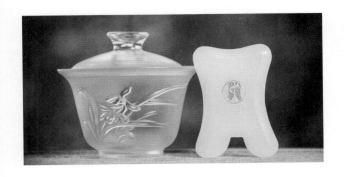

毛巾或柔软的清洁纸巾

用于刮拭前清洁皮肤，刮拭中擦去多余的刮痧油，刮拭后擦去残留的刮痧油。

除了毛巾外，还可用干净的纸巾擦拭

专家提示

不要用红花油做应急刮痧油。在没有专用刮痧油的时候，也可以用水或植物油应急代替。但并不是所有油剂都适合，红花油就最好不要用。因为红花油里面含有的辣椒素会刺激皮肤，当反复刮拭时会使皮肤变得粗糙，引起皮肤过敏或生成黑斑。长期保健最好用专用刮痧油，治疗作用比较好，还没有副作用。

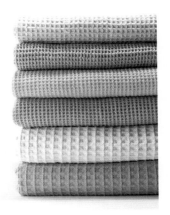

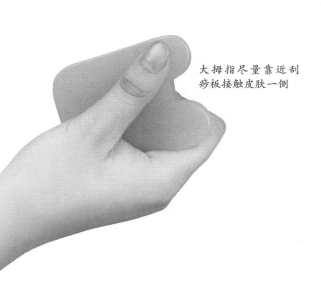

大拇指尽量靠近刮痧板接触皮肤一侧

美颜、纤体塑身刮痧基本方法、须知和步骤

刮痧美颜纤体首先需要掌握执板方法，执板的手法是否正确会影响刮痧过程中对按压力的控制，比如按压力是否恰当和全程按压力是否均匀。掌握了执板方法后，就可以学习刮拭方法了。每个刮拭方法都很简单，在实际使用中很快就会熟悉并掌握。

执板方法：用手握住刮痧板，将刮痧板的底边横靠在手掌心部位，大拇指及另外四指弯曲，分别放在刮痧板两侧，尽量靠近刮痧板接触皮肤一侧，刮痧时用手掌心部位施加向下的按压力。

刮痧板的底边横靠在手掌心

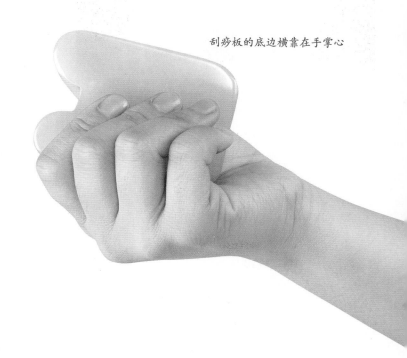

刮痧美颜纤体运板方法

　　常用刮拭方法细分有9种（也常被归纳为7种），还有5种特别针对面部的刮法。每种刮法中刮痧板的倾斜度是关键，另外大多数刮法都是单向刮拭的，而非来回刮。

9 种常用刮法

　　9种刮法中，面刮法最常用，也称边刮法，使用范围最广；单角刮法使用在位于"山谷"中的穴位，比如风池穴、膻中穴等；双角刮法用于脊椎、手指、鼻梁等崤形区域；点按法用在其他方法都不好发挥作用的人中穴、膝眼穴等特殊穴位；平面按揉法用于周围较平坦的凹陷穴位，如手腕部内关穴；垂直按揉法用于骨缝处的穴位；厉刮法用于头部全息穴区；拍打法用于肘窝和膝窝；疏理经气法用于经脉循行较长的部位，如四肢和背部。

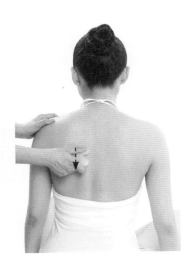

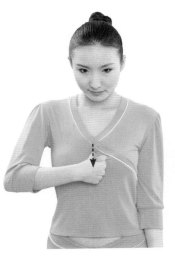

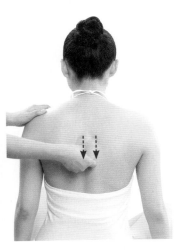

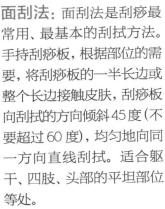

面刮法：面刮法是刮痧最常用、最基本的刮拭方法。手持刮痧板，根据部位的需要，将刮痧板的一半长边或整个长边接触皮肤，刮痧板向刮拭的方向倾斜45度（不要超过60度），均匀地向同一方向直线刮拭。适合躯干、四肢、头部的平坦部位等处。

单角刮法：用刮痧板的一个角，朝刮拭方向倾斜45度，在穴位处自上而下刮拭。适用于肩贞穴、膻中穴、风池穴等在凹陷或脂肪较少部位处的穴位。

双角刮法：用于脊椎区域刮拭。以刮痧板凹槽处对准脊椎棘突，凹槽两侧的双角放在脊椎棘突和两侧横突之间的部位（背俞穴、夹脊穴所在），刮痧板向下倾斜45度，自上而下刮拭。

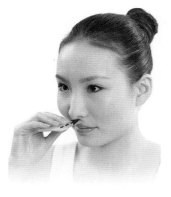

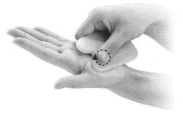

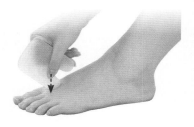

点按法：将刮痧板角部与穴位成90度垂直，向下按压，由轻到重，逐渐加力，片刻后迅速抬起，使肌肤复原。多次重复，手法连贯。适用于人中穴、膝眼穴等处穴位。

平面按揉法：用刮痧板角部以小于20度按压在穴位上，做柔和、缓慢的旋转运动，角部平面始终不离开皮肤，按揉压力应渗透至皮下组织或肌肉。适于合谷穴、足三里穴、内关穴及手足全息穴区和其他疼痛敏感点。

垂直按揉法：将刮痧板的边缘以90度按压在穴位上，做柔和、缓慢的上下或前后按压，刮痧板始终不离开所接触的皮肤。适用于骨缝部位的穴位（如中渚穴、太冲穴）和第2掌骨桡侧全息穴区。

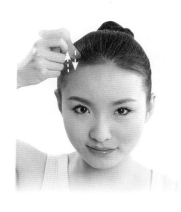

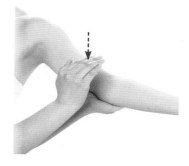

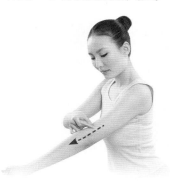

厉刮法：将刮痧板角部与穴区成90度垂直，刮痧板始终不离皮肤，并施以一定的压力做短距离（2~3厘米长）前后方向或左右方向的摩擦刮拭。适用于头部全息穴区。

拍打法：将五指和手掌屈成弧状拍打，拍打手法专用于四肢，特别是肘窝和膝窝的经穴。弯曲的指掌与肘窝和膝窝完全接触，称为实拍；指掌弯曲弧度增大，手掌中间不接触皮肤，称为空拍。拍打前一定要在拍打部位涂抹适量刮痧油，躯干部位和颈部禁用拍打法。

疏理经气法：沿经脉的循行部位，用刮痧板长边自上而下循经刮拭，用力要轻柔均匀，平稳和缓，连续不断。一次刮痧距离宜长。适用于分段刮拭结束或保健刮痧时对经络进行整体疏理，可放松肌肉，消除疲劳，瘦腿美臀。

5 种特殊刮法

面部因其特殊骨骼结构和肌肉、血管分布，还常用到下面 5 种特别的刮拭方法。

平刮法：操作方法与面刮法相似，只是刮痧板向刮拭的方向倾斜的角度小于 15 度，刮拭的速度缓慢。刮痧板倾斜的角度小，速度慢，可以减轻刮拭时的疼痛感，所以平刮法适用于身体疼痛比较敏感的部位，如面部、脏腑体表投影区等。

推刮法：以刮痧板边缘接触皮肤，刮痧板向刮拭的方向倾斜，角度要小于 15 度，自上而下或从内向外均匀地向同一方向缓慢直线刮拭，推刮法按压力大、刮拭速度慢，每次刮拭距离短，一般 1 厘米或 3~5 厘米。推刮法常用于面部、脏腑体表投影区、腰背肌部位和疼痛区域的刮拭，有利于发现刮痧板下的不平顺、结节等阳性反应物。

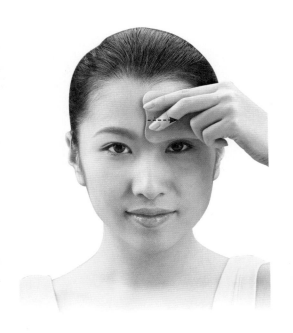
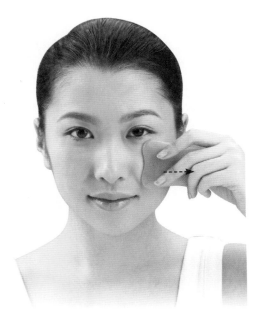

揉刮法：以刮痧板整个短边或1/2长边接触皮肤，刮痧板与皮肤的夹角小于15度，均匀、缓慢、柔和地做弧形旋转刮拭，按压力至肌肉深部。揉刮法可以减轻疼痛，多用于面部、腹部、背部刮痧，能放松肌肉，松解粘连和消除结节、疼痛等阳性反应。

摩刮法：将刮痧板置于手掌心或四指部位，手不接触皮肤，两块刮痧板平面紧贴面部两侧皮肤，以掌心或四指力量按压刮痧板的平面，使力量渗透至面部肌肉深处，两块刮痧板在面部两侧同时自下而上或从外向内均匀地连续做缓慢、柔和的旋转移动，向前移动的推动力要小于向下按压的力量。摩刮法可以改善面部微循环，多在面部重点穴区刮拭后或刮痧即将结束时应用。

提拉法：两手各持一块刮痧板，放在面部同一侧，用刮痧板整个长边接触皮肤，刮痧板向刮拭方向倾斜，角度以20~30度为宜，两块刮痧板交替从下向上刮拭，刮拭的按压力渗透到肌肉深处，以肌肉运动带动皮肤提升，提升的拉力和向下按压的力度相等。这种方法可以紧致、提升面部肌肉。

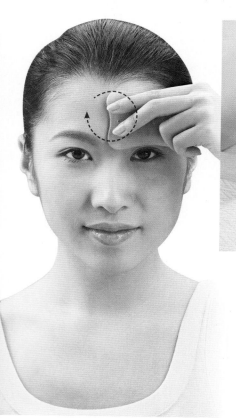

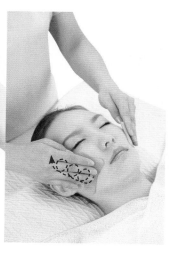

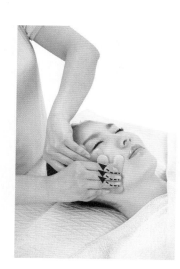

美白祛斑不留痧痕的刮痧四要素

想要面部美白祛斑，一刮就美又不出痧，必须掌握一定的刮拭技巧。正确的面部美容刮痧不仅能带来美的效果，也是一个舒适享受的过程。要做到这一点需要掌握刮痧的四要素，即刮痧的速度、力度、角度和时间。

速度

速度指刮拭的节奏快慢。刮拭速度缓慢是面部刮痧的一大特点，面部皮肤最忌快速刮拭。缓慢的速度是避免出痧、美白祛斑，增加舒适感的关键。正确的刮拭速度应掌控在平静时一呼一吸刮拭 2~3 下为宜。

力度

力度指刮拭时向肌肤内的按压力。刮痧一定要有向肌肤深处的按压力，最忌讳在皮肤表面摩擦。表层的摩擦不但没有美容的效果，还会损伤皮肤导致表皮水肿。正确的操作是刮痧板虽然接触皮肤的表面，但是按压力应柔和地向下渗透至皮下组织或肌肉深部，而不是生硬地向下强力按压。根据刮痧的目的不同，按压力的大小也有区别：面部皮肤保养和舒缓细小皱纹时，按压力到达表皮之下，肌肉之上的皮下软组织层；刮痧诊断、寻找和消除阳性反应、提升瘦脸刮痧时，按压力应到达表皮之内，骨骼之上的肌肉深部。

角度

角度是指刮拭时刮痧板平面与皮肤之间形成的夹角。一般角度越小刮拭越舒服。面部刮痧用刮痧板边缘或刮痧板的平面接触皮肤，刮痧板的平面与皮肤的夹角要小于15 度，当刮痧板平面接触皮肤时，夹角甚至为 0 度（只有眼部睛明穴除外）。

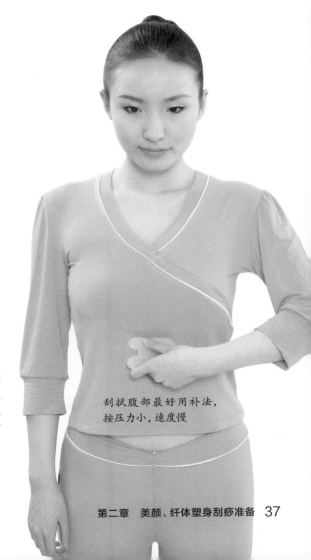

刮拭腹部最好用补法，按压力小，速度慢

时间

时间指刮拭的时间长短。刮拭时间分局部每个部位刮拭的时间和总体刮拭时间。一般每个部位柔和地刮拭 15~20 下之内。敏感性皮肤适当减少。

面部刮痧分皮肤保养和诊断治疗 2 种刮痧方式。

面部皮肤保养或经常刮拭时，按从额头至下颌的顺序，每个部位每次刮拭 3~5 下，正常速度一呼一吸 2~3 下，一般刮拭 10~15 分钟。

面部诊断刮痧，需按顺序每个部位每次刮拭 5~10 下；提升瘦脸刮痧只做重点部位和专门的提升手法，正常速度一呼一吸 2~3 下，每次 10~20 分钟。

美白祛斑刮痧治疗或刮痧间隔期较长时，需按顺序每个部位每次刮拭 5~10 下，时间控制在 30~40 分钟。这样全面的刮拭每周做 1 次即可。

单独对某一个部位，如眼周、额头或口周进行祛斑、减皱等针对性治疗刮拭时，可以只刮拭特定的局部，每次刮拭 10~15 下，每天刮拭 1 次。

面色红润或皮肤较薄、油性皮肤、敏感性皮肤、肌肉松懈、弹性差、年老者，刮拭按压力需适当减小，每个部位每次刮拭 3~4 下，总体刮拭时间适当缩短。皮肤较厚、肌肤弹性好、年轻者，以及皮肤萎黄、晦暗者，刮拭按压力要适当加大，每个部位每次刮拭 5 下，总体刮拭时间适当延长，但不可超过 50 分钟。

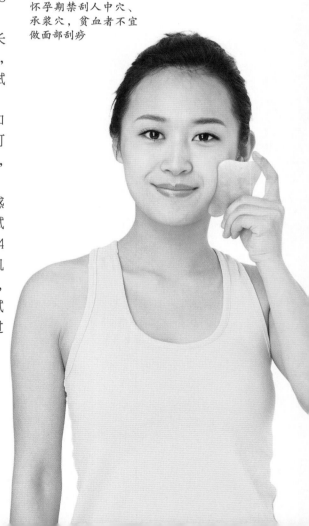

怀孕期禁刮人中穴、承浆穴，贫血者不宜做面部刮痧

身体刮痧要领和技巧

要刮拭一定的宽度和长度

　　刮拭一定的宽度和长度，是为了把经脉、穴位和全息穴区都覆盖到。身体刮拭的长度一般以中心穴位上下 4~8 厘米为宜，以大于所治疗的穴区范围为原则。如果需要刮拭的经脉较长，可分段刮拭。刮拭面部和手背等穴位和较小全息穴区时，根据刮痧的目的，长度可以为1厘米或1毫米。

刮拭顺序和方向

　　一般以自然顺序为序，先刮拭头面部，身体部位先上后下，先背腰后胸腹，先躯干后四肢，先阳经后阴经。也可以根据需要单独选择某个部位刮拭。

　　背腹部、四肢刮拭方向：自上而下刮（如肢体浮肿、静脉曲张、内脏下垂则从下向上刮）；面部、肩部、胸部刮拭方向：从内向外按肌肉走向刮拭。

刮痧治疗间隔

　　刮痧治疗间隔应以局部皮肤恢复正常，疲劳和触痛感消失，痧斑全部消退为准。

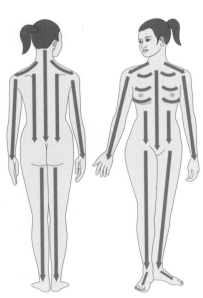

刮手臂时，应自上而下，以中心穴位上下长4~8厘米为宜，如果手臂有浮肿，静脉曲张或身体有内脏下垂的情况则应从下向上刮

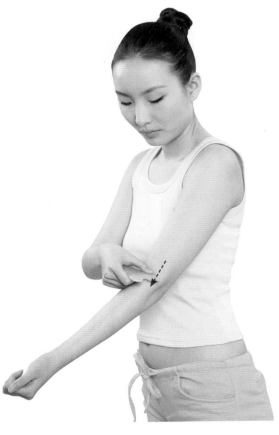

刮痧须知

注意事项

1 刮痧时应避风和注意保暖。刮痧时皮肤汗孔处于开放状态，如遇风寒之邪，邪气会直接进入体内，不但影响刮痧的疗效，还会引发新的疾病。刮痧后应将被刮部位覆盖后再走出室外，面部刮痧后需过半小时后再到室外。

2 每次只治疗一种病症。要严格掌握每次只治疗一种病症的原则，并且每次刮拭时间不可过长。不可连续大面积出痧，以免伤及体内正气。多种全息穴区、经络穴位刮痧时，每次选刮 2~4 种即可。

3 不可片面追求出痧。刮痧时只要刮至皮肤汗孔清晰可见，无论出痧与否，都可排出病气，有治疗作用。片面追求出痧而刮拭过分，不仅消耗正气，还可能造成软组织损伤。

4 刮痧后要喝一杯热水。刮痧过程使汗孔开放，邪气外排，会消耗部分体内津液，刮痧后应喝一杯热水，既补充水分，又促进新陈代谢。

5 刮痧后 3 小时方可洗浴。刮痧后要等皮肤毛孔闭合后，方可洗浴，以避免风寒之邪侵入体内。一般需要在 3 小时以后。

面部刮痧尤其注意

面部刮痧除遵守上述注意事项外，还应注意以下几点：

1 刮痧前应先以温水洗净妆容，一定要先涂敷专用美容刮痧乳，以保持足够的润滑度。

2 面部刮痧应采用减轻疼痛的特殊刮痧方法刮拭，刮拭宜缓慢、均匀、平稳、柔和，刮痧时间和按压力大小要因人而异。

3 面部刮痧一般刮至毛孔微张、面色潮红即可，不宜出痧，以免影响美观。

4 面部刮痧后用温水清洁皮肤，可以涂拍爽肤水或养颜露及润肤乳等优质护肤品。面部刮痧后不必涂抹具有祛斑作用的功效产品。刮痧后如要敷面膜，应先将面膜加温。面部刮痧后半小时再到室外活动。

5 面部痤疮急性期，炎症明显，不宜刮拭面部。有红血丝处酌情轻刮或禁刮。做完去角质层治疗者需 28 天后再做面部刮痧。

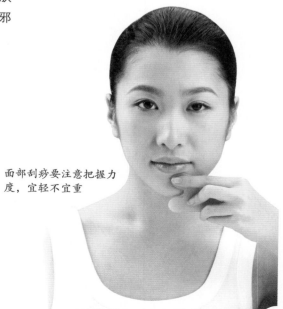

面部刮痧要注意把握力度，宜轻不宜重

刮拭后出现异常反应的处理

疲劳和局部肿胀、疼痛

如刮拭时间过长，或用力过重时会出现疲劳或局部肿痛，应在以后刮痧过程中缩短时间、减轻力度。经过充分休息，疲劳反应可在24小时内消失。局部肿痛可在刮拭24小时后做局部热敷，帮助尽快消除肿痛感。

晕刮

如果接受刮拭的过程中，出现精神疲倦、头晕目眩、面色苍白、恶心欲吐、出冷汗、心慌、四肢发凉等症状，就是发生了"晕刮"。

发生晕刮的原因

在精神紧张，或对疼痛过分敏感，或是处于空腹、熬夜、过度疲劳状态下接受刮痧，都有可能发生晕刮现象。另外，刮拭手法不当或刮拭部位过多、时间过长，也有可能导致晕刮发生。

晕刮的处理方式

立即停止刮拭，一边做心理抚慰，一边尽快平躺，加盖衣物保暖，同时饮服温开水或糖水。症状明显者，立即刮拭百会穴、人中穴、涌泉穴、内关穴和足三里穴，调理和补充正气。

刮痧的七大禁忌证

1 严重心脑血管病急性期、肝肾功能不全者禁刮。

2 原因不明的肿块和恶性肿瘤部位禁刮。

3 有出血倾向的疾病，如血小板减少症、白血病、严重贫血等病症禁刮。

4 妇女月经期间、怀孕期间下腹部和腰骶部禁刮。

5 韧带、肌腱急性损伤部位，新发生骨折处，外科手术疤痕处，3个月内禁刮。

6 感染性皮肤病患处，糖尿病患者皮肤破溃处，严重下肢静脉曲张局部禁刮。

7 大汗、大出血后、过度疲劳时禁刮。

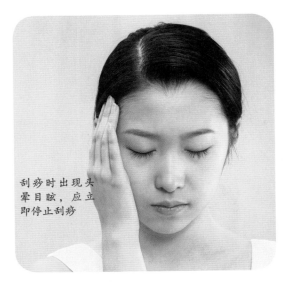
刮痧时出现头晕目眩，应立即停止刮痧

刮痧常规操作步骤

选择合适室温

以空气新鲜、冷暖适宜（不低于18℃为宜）的室内环境为佳，避免空调或风扇的冷风直吹。

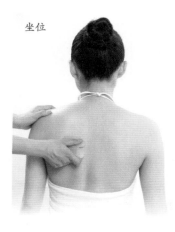

坐位

除了普通的坐姿以外，接受刮拭者可以选择面向椅背骑坐，双臂放在椅背上，使其身体有所依靠，还可以侧坐

选择体位

根据不同部位来决定是自己刮拭还是请人刮拭，不管哪种情况都要选择一种既便于刮拭操作，又能使被刮拭者肌肉放松，可持久配合的体位。

一般头、面、胸、腹、腰部和四肢可以自己刮拭，采取坐位即可。

请他人刮拭面部、胸部、腹部和下肢前部时，宜采取仰卧位，胸部、下肢前部也可以采取坐位。请他人刮拭头部、上肢时，宜采取坐位。请他人刮拭腰、背部时，宜采取俯卧位，并在腹部垫一软枕，托起腹部，避免腰部下陷而造成腰、背部肌肉紧张，影响刮拭效果和增加疼痛感。刮拭腰背部也可以采取坐位。

选定刮拭部位

根据体质和刮拭目的，选定并充分暴露要刮拭的部位，用纸巾保护好刮拭部位下面的衣服。刮拭前先用温热毛巾清洁和温润皮肤。

刮痧操作

在要刮拭的全息穴区和经络穴位处涂刮痧油，面部先涂足量美容刮痧乳，再根据刮拭部位选择适当的刮拭方法。

结束

刮拭完毕，用清洁、干燥的纸巾按压所刮之处，边擦拭残留油渍，边进行按揉，有利于毛孔回缩复原。然后迅速穿衣保暖，并饮适量温开水。

在接受他人刮拭后头、颈、背、腰、下肢后侧等部位时宜采用俯卧位

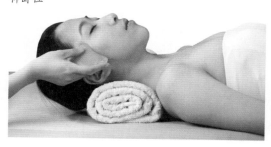

仰卧位

在接受他人刮拭前头部、头顶部、面部、胸部、腹部、下肢前侧等部位时，宜采用仰卧位

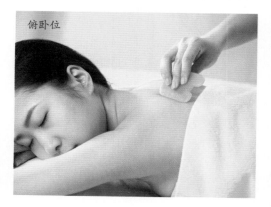

俯卧位

两种刮痧方法

刮痧防病治病有两种方式，一种是涂刮痧油刮拭法，另一种是不涂刮痧油刮拭法。

涂刮痧油刮拭法

又称为治疗刮痧法。适合在需要活血化瘀，寻找或消除阳性反应的部位刮拭。清洁皮肤后，在相应部位涂适量刮痧油，直接在皮肤上刮拭。每个部位刮至出痧或毛孔开泄为宜。同一部位须痧消退后再进行第2次刮拭。这种方法适用于改善亚健康症状、各种疾病的治疗或定期清洁体内环境，保养脏腑。

两种刮拭方式在操作步骤上的区别就是是否需要涂刮痧油。本书介绍的刮痧操作，无特别说明均是涂刮痧油刮拭法。

不涂刮痧油刮拭法

又称为保健刮痧法。刮拭时间短，直接在皮肤上或隔衣刮拭，不用涂刮痧油。有激发经气运行、疏通经络、舒筋活血的作用。刮至局部潮红或有微热感即可，可以天天刮拭，无时间和间隔的限制。头、手掌、足底等部位可直接在皮肤上刮拭，其他部位可隔衣刮拭。适合病情轻者以及需要每天刮拭促进健康者。

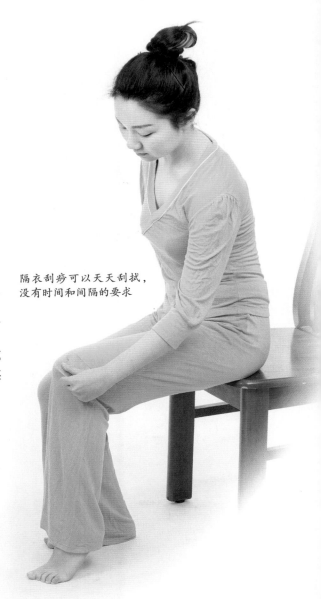

隔衣刮痧可以天天刮拭，没有时间和间隔的要求

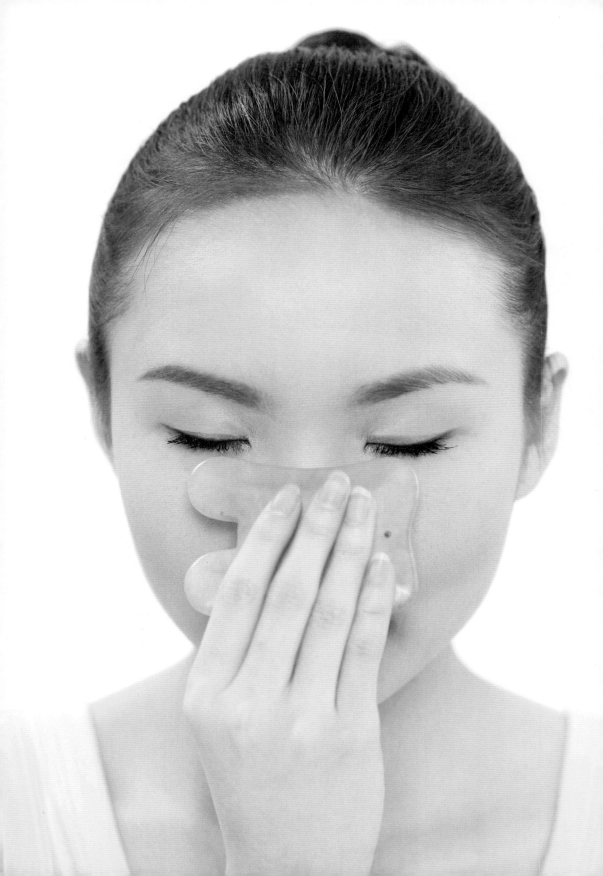

第三章
面部刮痧，容颜更俏丽

　　面部长斑、长痘、出现皱纹、有红血丝等大大小小的问题，一方面是受外部紫外线，以及气温冷、热和空气湿、燥的刺激，劣质护肤品以及不清洁空气的污染，更主要的原因来自身体内部和面部肌肤本身。经常做做面部美容刮痧可以使面部经络保持通畅，气血充足，面色红润，减缓面部皮肤衰老速度，让斑斑痘痘不再来。

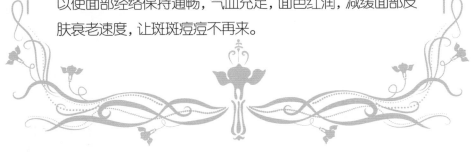

面部分区刮拭，局部美带来整体美

每个部位先涂专用美容刮痧乳，整个面部刮痧需要涂抹约 5 个大花生米体积的美容刮痧乳，才能始终保持皮肤足够的润滑度。按刮痧操作要求顺应肌肉纹理走向和骨骼形态单方向刮拭，每个部位 5~10 下，可每周刮拭 1 次。

面部美容刮痧操作技巧

面部五官结构、骨骼形态复杂，做面部刮痧需分区刮拭，按『额头区、眼周区、面颊区、口周区、鼻区、下颌区』6 个区域进行，且每个区域分两步完成。因面部刮痧通经络而不能出痧，所以刮拭方法区别于身体其他部位。

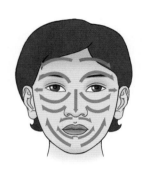

额头区

额头区分上下两步刮拭。第一步刮拭额头上区，用美容刮痧板角部先以平面按揉法按揉前额头区，用短弧边以平刮法分别从额头中间向两侧发际处刮拭，再用平面按揉法按揉太阳穴。第二步刮拭额头下区，用同样方法从前额咽喉区刮至太阳穴。

前额头区

前额咽喉区

按揉太阳穴

从额头正中向两侧刮拭

眼周区

眼周区分上下两步刮拭。第一步刮拭上眼周区，先用美容刮痧板角部以垂直按揉法按揉睛明穴，用长弧边以平刮法从睛明穴沿上眼眶向外经鱼腰穴下方刮至外眼角瞳子髎穴，再用平面按揉法按揉瞳子髎穴。第二步刮拭下眼周区，先垂直按揉睛明穴，再以同样的方法从睛明穴沿下眼眶向外经承泣穴上方刮至瞳子髎穴。

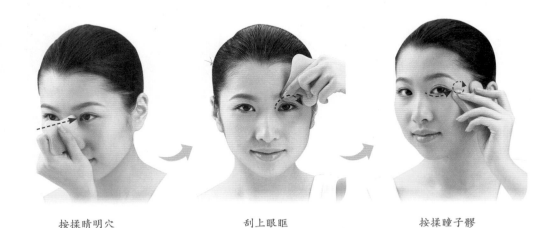

| 按揉睛明穴 | 刮上眼眶 | 按揉瞳子髎 |

面颊区

面颊区分上下两步刮拭。第一步刮拭上面颊区，先用平面按揉法按揉上迎香穴，用长弧边以平刮法从上迎香穴沿颧骨内上方，向外刮至太阳穴，再用平面按揉法按揉太阳穴。第二步刮拭下面颊区，先平面按揉迎香穴，再用同样的方法从迎香穴沿颧骨内下方经颧髎穴，向外上刮至听宫穴，用平面按揉法按揉听宫穴。

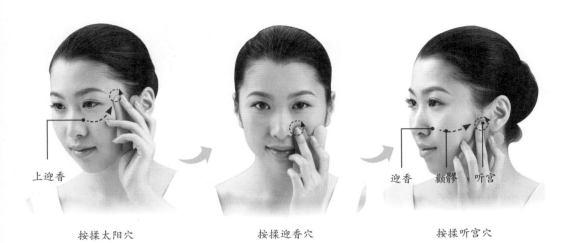

| 上迎香 | | 迎香　颧髎　听宫 |
| 按揉太阳穴 | 按揉迎香穴 | 按揉听宫穴 |

口周区

　　口周区分上下两步刮拭。第一步刮拭上口周区，先用平面按揉法按揉人中穴，以平刮法沿上唇向两侧刮至嘴角地仓穴，再用平面按揉法按揉地仓穴。第二步刮拭下口周区，先平面按揉承浆穴，再用同样的方法从承浆穴经嘴角刮至颊车穴，用平面按揉法按揉颊车穴。

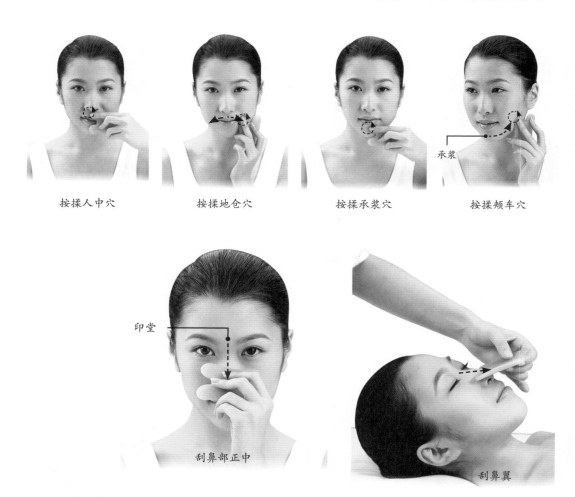

按揉人中穴　　　　　按揉地仓穴　　　　　按揉承浆穴　　　　　按揉颊车穴

印堂

刮鼻部正中　　　　　　　　刮鼻翼

鼻区

　　鼻区分上下两步刮拭。第一步刮拭鼻中部，先用刮痧板长弧边以平刮法从前额正中印堂穴，经眉中肺区、两眼间心区、鼻梁正中肝区至鼻尖脾区。第二步刮拭鼻两侧，用美容刮痧板两角骑跨在鼻梁上，从鼻根经胆区、胰腺区向鼻翼胃区刮拭。也可用刮痧板角部依次刮拭胆区、胰腺区、胃区。

下颌区

下颌区分上下两步刮拭。第一步刮拭下颌中间，先用美容刮痧板两角部中间的凹槽骑跨在下颌骨处，刮拭下颌骨中间的任脉部位。第二步从中间分别用刮痧板的凹槽向两侧刮拭至下颌角处。

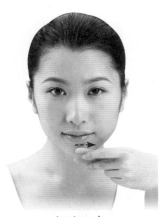

刮下颌正中

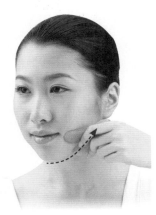

刮下颌两侧

面部诊断、养颜刮痧技巧

面部刮痧分为诊断刮痧、养颜减皱刮痧、美白祛斑刮痧和提升瘦脸刮痧。刮痧的目的不同需运用不同的刮痧方法。面部刮痧应先确定刮拭目的，再选择应用不同的刮拭速度、力度和方法。单独应用下列一种刮拭方法，每个部位刮拭10~15下。4种方法一次完成，每种方法每个部位刮拭5下。

诊断刮痧法

诊断刮痧以推刮法为主，按压力较大，要渗透至肌肉之中、骨骼之上，速度缓慢，刮拭距离短，每次1~2厘米。从额头区开始，按部位顺序刮拭，仔细寻找各部位从皮肤至骨骼之上各组织内、黄褐斑下的阳性反应，根据阳性反应出现的部位和性质判断身体健康状况及面部问题出现的原因及部位。

养颜减皱刮痧法

养颜减皱刮痧以平刮法为主，按压力小，渗透至皮下组织。自上而下，从内而外，按额头区、眼周区、面颊区、口周区、鼻区、下颌区的顺序缓慢刮拭。可以疏通面部经络，激活细胞，促进皮肤新陈代谢，滋润细腻皮肤，畅通收缩毛孔，延缓皮肤衰老。

美白祛斑刮痧法

美白祛斑刮痧以推刮法和揉刮法为主，用按压力大、速度慢的手法按从上至下的部位顺序刮拭，并用推刮法重点刮拭颜色晦暗和黄褐斑部位，仔细寻找这些部位的阳性反应，并用推刮法、揉刮法重点刮拭，消除阳性反应。可达到改善微循环，活血化瘀，美白祛斑，滋润肌肤的效果。对眼部、眼袋部位做消除阳性反应的刮痧，还可以消除黑眼圈，预防和缩小眼袋。

提升瘦脸刮痧法

提升瘦脸刮痧在诊断治疗刮痧法的基础上，重点应用摩刮法和提拉法。以摩刮法按从下向上的顺序摩面，即将刮痧板平贴在皮肤上，将按压力渗透至面部肌肉深部，自下颌部向外上方均匀、缓慢、柔和地连续做弧线旋转移动刮拭。再以提拉法从下颌廉泉穴、承浆穴、地仓穴、人中穴、迎香穴、上迎香穴、瞳子髎穴、丝竹空穴、四白穴为起点做向上提升刮拭，可以提升、收紧肌肉，瘦脸，并预防肌肤下垂。

皮肤干燥

当天气寒冷、睡眠不足、体力透支、消化功能障碍或其他原因导致血液循环不良，或过度节食减肥、精神压力过大而导致营养摄入不足，皮肤保存水分的能力和分泌皮脂的能力都会下降，导致皮肤干燥。而经常做美容刮痧可以辅助机体保持代谢和血液循环正常，从根本上保证肌肤水嫩不干燥。

小问题不再找上门

女人不只追求五官的美，更追求滋润细腻、靓丽均匀、紧致的肌肤。因为五官是父母给的，无法改变，除非做整容手术。但是如果保养、护理得好，肌肤的状态是可以改变的，衰老的速度是可以减慢的。学会美颜刮痧可以轻松解决皮肤干燥、缺乏光泽、皱纹、肌肤松懈等常见问题。

刮痧部位

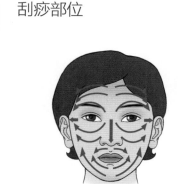

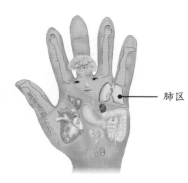

肺区

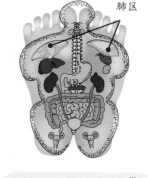

肺区

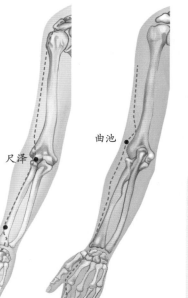

曲池

尺泽

列缺

少商

手臂内侧肺经

商阳　手臂外侧大肠经

美丽小提示

手掌和足底皮肤肌肉层较厚，刮痧时可以不涂刮痧油，刮拭本身就促进了手掌、足底的血液循环，如果刮前涂上美容刮痧乳，效果会更好。刮痧后注意补充水分，多吃些含汤汁的食品。

刮拭方法

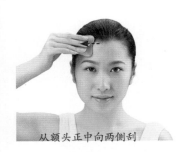

从额头正中向两侧刮

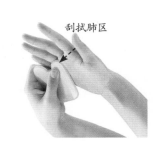

刮拭肺区

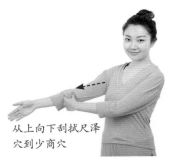

从上向下刮拭尺泽穴到少商穴

方法一：面部刮痧

清洁面部皮肤，均匀涂抹美容刮痧乳，以缓慢轻柔的补法按照额头、眼周、面颊、口周、鼻部、下颌的顺序从内向外，用平刮法刮拭，每个部位每次刮拭 10~15 下，每周 1~2 次。

方法二：刮拭手掌肺区

在手掌、足底肺区，用刮痧板直边以面刮法刮拭。刮至该区域皮肤有微热感即可。刮完一侧手掌换刮另一侧。

方法三：刮拭手臂经穴

用疏理经气法隔衣刮拭手臂桡侧肺经、大肠经。从肘关节尺泽穴略上向下刮至拇指尖少商穴，从曲池穴略上向下刮至食指商阳穴，每日刮拭 1 次。

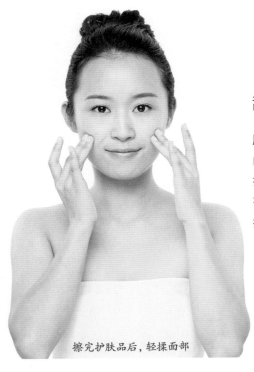

擦完护肤品后，轻揉面部

刮痧搭档

脸部涂抹保湿护肤品后，可用中指和无名指的指腹对面部从内侧向外上方进行轻柔的按揉，每次可按揉 10~15 分钟。每天按揉 1 次，有补水舒缓功效。注意：按揉不要与面部刮痧同时进行，需间隔一段时间。

缺乏光泽

　　皮肤缺乏光泽与脏腑功能减弱，正气不足有关。脏腑强健，功能正常时，气血沿经脉的循行上达于面部，面部皮肤"吃"得好，"喝"得好，自然会光泽动人。脏腑功能减弱，尤其心、肺气虚时，面部就会因气血不足而缺乏光泽。面部不同区域缺乏光泽反映了对应脏腑和循行经脉的功能减弱。

刮痧部位

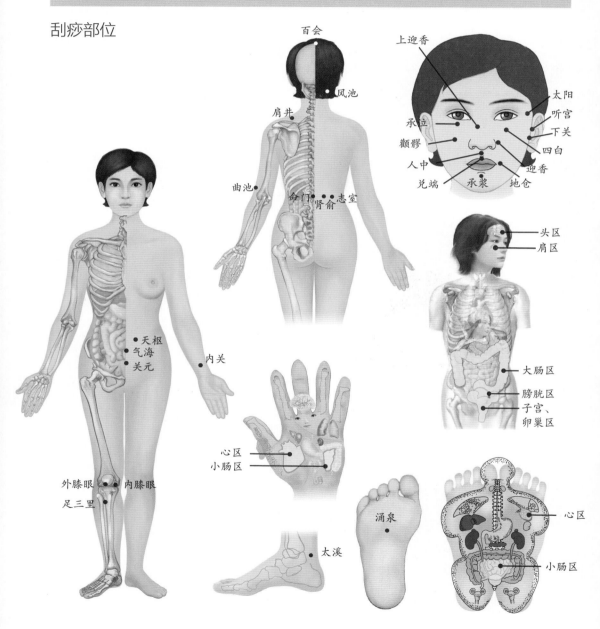

百会

上迎香
太阳
听宫
下关
四白
迎香
地仓
承浆
兑端
人中
颧髎
承泣
风池
肩井
曲池
命门　肾俞　志室

天枢
气海
关元
内关

头区
肩区

大肠区
膀胱区
子宫、卵巢区

心区
小肠区

外膝眼　内膝眼
足三里

太溪

涌泉

心区
小肠区

额头缺乏光泽

额头正中是督脉、膀胱经循行部位，也是头面的全息穴区，额头两侧是胆经循行的区域。额头缺乏光泽是体内阳气不足、大脑疲劳、肝胆功能减弱的表现。

刮拭方法

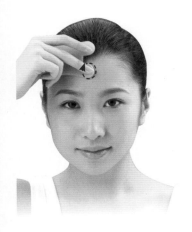

按揉头区

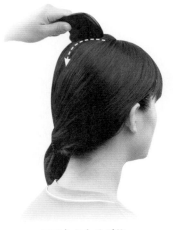

从百会穴向后刮拭

刮痧搭档

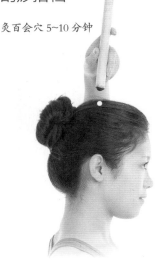

灸百会穴 5~10 分钟

方法一：刮拭额头

按面部刮痧的要求，先用美容刮痧板角部平面按揉额头中间头区，再用平刮法从内向外重点刮拭欠光泽的部位10~15 下。每周刮拭 1~2 次。

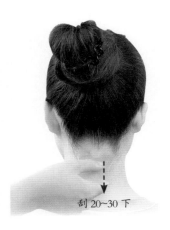

刮 20~30 下

方法二：刮拭头部

用全息经络刮痧板梳刮拭头顶部和后头部。用面刮法从百会穴向前刮至前发际，再从百会穴向后刮至后发际。

方法三：刮拭后颈部

用涂刮痧油法刮拭颈椎，用面刮法刮拭颈部督脉，再用双角刮法刮拭颈部两侧膀胱经。然后用单角刮法刮拭风池穴，再从风池穴向下刮至颈根部。每个部位刮拭 20~30 下，每周刮拭 1 次。

方法一： 两手的大拇指放在太阳穴所在处，两手的食指和中指并拢，相对放在额头中间。用两手的食指中指，分别向两侧平推，每次平推 20~30 下。可促进额部气血循环，使额头有光泽。

方法二： 有颈部酸痛者，将手掌弯曲放在同侧后颈部，左右摩擦 20~30 下，至局部发热，换另一只手摩擦同侧后颈部。每天做 1 次，促进颈部督脉、膀胱经和胆经气血运行。

方法三： 手足不温者，在刮痧的基础上，每天用清艾条灸百会穴 5~10 分钟。

面颊中部欠光泽

面颊中部是小肠经循行部位，内侧也是大肠、小肠的全息穴区。因为心和小肠相表里，所以面颊缺乏光泽是心脾两虚、胃肠功能减弱所致。

刮拭方法（具体经穴位置见第52页图示）

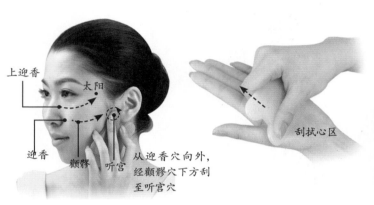

上迎香
太阳
迎香
颧髎
听宫

从迎香穴向外，
经颧髎穴下方刮
至听宫穴

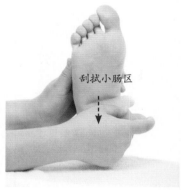

刮拭心区

刮拭小肠区

方法一：刮拭面部穴位

按面部刮拭方法以颧髎穴为界，将面颊部分上下两部分，先用平面按揉法按揉上部鼻旁上迎香穴，用长弧边以平刮法向外上方经承泣穴、四白穴刮至太阳穴，最后平面按揉太阳穴。再按揉鼻旁迎香穴，从迎香穴向外经颧髎穴下方刮至听宫穴，用平面按揉法按揉听宫穴结束。

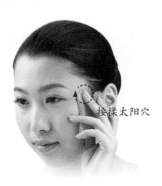

按揉太阳穴

方法二：刮拭手部全息穴区

用刮痧板一边以面刮法刮拭手掌大鱼际心区、小指下方小肠区，刮至皮肤有热感即可。

刮痧搭档

方法一： 有心悸、气短者，用补法刮痧，用大拇指的指腹每天按摩内关穴、太溪穴各5分钟。

方法二： 有易疲乏无力、食欲减退者，用大拇指的指腹对足三里穴进行按揉，每次可按揉5~10分钟。

方法三： 在刮痧的基础上，每天用清艾条灸内关穴、足三里穴各5~10分钟。

方法三：刮拭足部全息穴区

用刮痧板长边以平刮法，从上向下刮拭双足底小肠区及左足底心区，刮至皮肤有热感即可。

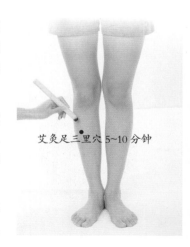

艾灸足三里穴5~10分钟

外眼角下部欠光泽

外眼角下部是上肢肩区，这个部位欠光泽是颈肩部感受风寒或劳损致使气血不足的最早期表现。方法二至四用涂刮痧油法每周刮拭1次，每个部位刮拭 20~30 下。

刮拭方法（具体经穴位置见第 52 页图示）

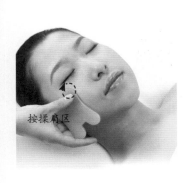

按揉肩区

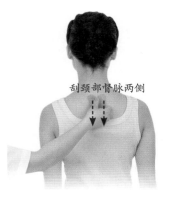

刮颈部督脉两侧

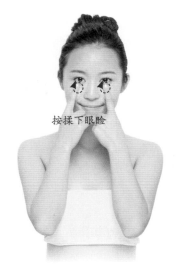

按揉下眼睑

方法一：刮拭面部穴区

按面部刮痧要求，用平刮法从内向外上方刮拭上肢肩区，再用平面按揉法按揉面部上肢肩区，每次刮拭 10~15 下，至皮肤微热、潮红即可。

方法二：刮拭后颈部督脉、膀胱经

用面刮法和双角刮法从上向下刮拭后颈部督脉和膀胱经。

刮痧搭档

方法一： 经常做低头、后仰、左右转头，活动颈椎，以及上肢内收、外展、上举活动，转动肩关节。颈肩运动可疏通颈肩气血，亮泽外眼角肤色。

方法二： 双手洗净，用食指的指腹对下眼睑周围的肌肤进行按摩，力度适中，每次可按揉 3~5 分钟。眼睛周围的肌肤状况则会越来越好。

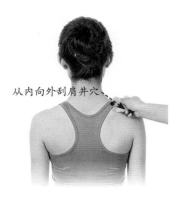

从上向下刮风池穴

从内向外刮肩井穴

方法三：刮拭头颈部经穴

用单角刮法刮拭风池穴，再用面刮法从风池穴向下刮至颈根部。

方法四：刮拭肩部穴位

用面刮法从内向外刮拭肩部肩井穴，以上部位刮至皮肤有热感即可。

下颌及两腮下部欠光泽

下颌及两腮下部是下肢区和肾区的全息穴区，这个部位欠光泽是下肢感受风寒之邪或劳损致使气血循环不畅和肾气虚的最早期表现，及时治疗可以预防与下肢关节及肾气虚有关的疾病。

刮拭方法（具体经穴位置见第 52 页图示）

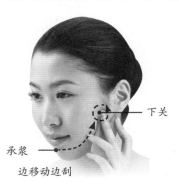

下关
承浆
边移动边刮

方法一：刮拭口唇周围穴位

按面部刮痧要求用平面按揉法按揉下颌承浆穴，用长弧边以平刮法柔和地从承浆穴向外上方刮至下关穴，在肌肉紧张僵硬、有酸痛感觉的部位进行揉刮，用平面按揉法按揉下关穴，以上每个部位刮拭10~15 下至皮肤微热、潮红即可。

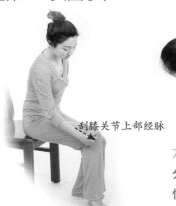

刮膝关节上部经脉

方法三：刮拭膝关节经脉

先点按双腿膝眼穴，每天隔衣用面刮法从上向下刮拭膝关节上下部脾经、胃经，后侧膀胱经及内外侧肝经、胆经、肾经的经脉。

刮痧搭档

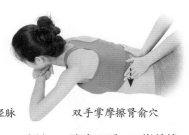

双手掌摩擦肾俞穴

方法一：洗净双手，四指并拢，分别平贴两腮部，从下向上缓慢按揉两腮部，寻找疼痛、肌肉较紧张僵硬或松懈的部位，每天按揉 15~20 下。

方法二：用补法刮痧的时候，每天用双手掌摩擦肾俞穴、志室穴各 3 分钟。

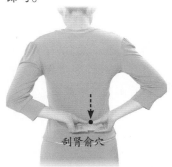

刮肾俞穴

方法二：刮拭腰部经穴

用面刮法从上向下刮拭腰部肾俞穴、志室穴、命门穴。

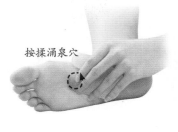

按揉涌泉穴

方法四：刮拭足底

用面刮法刮拭全足底，重点按揉涌泉穴，按至皮肤有热感即可。

美丽小提示

嘴角旁、两腮部是下肢全息穴区，刮拭这一区域可以间接调节下肢气血循环。刮拭膝关节及周围可疏通下肢经脉气血。足底是全身最低处，足底气血循环良好对下肢以至全身气血的运行都有益处。

平时应注意下肢保暖，避免受风寒之邪；要多做下肢运动，促进下肢血液循环。

上唇欠光泽

　　唇部以上鼻部以下是膀胱，女性子宫、卵巢，男性前列腺的全息穴区，而地仓穴是大肠经和胃经及阳蹻脉的交会穴，人中穴是大肠经和胃经及督脉、任脉的交会穴，上唇欠光泽是大肠和膀胱等泌尿生殖器官气血不足、功能减弱的最早提示。

刮拭方法（具体经穴位置见第 52 页图示）

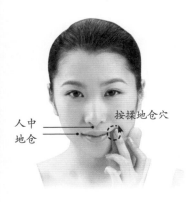

人中
地仓
按揉地仓穴

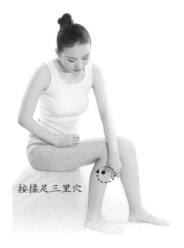

按揉足三里穴

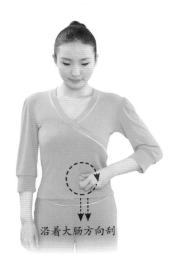

沿着大肠方向刮

方法一：刮拭口唇周围穴位

按面部刮痧要求用平面按揉法按揉人中穴，用刮痧板长弧边以平刮法从人中穴分别向两侧刮至嘴角地仓穴，平面按揉地仓穴。刮拭上唇唇红部位，将刮痧板平放在上唇纹正中兑端穴处，用推刮法从口唇中间沿上唇红向外侧刮至口角处，用向外上方提升的力度平面按揉地仓穴。每个部位刮拭 10~15 下即可。

方法二：刮拭上下肢经穴

用面刮法刮拭上肢大肠经，重点刮拭曲池穴。用平面按揉法按揉双侧下肢足三里穴。

方法三：刮拭腹部全息穴区

用面刮法刮拭腹部大肠（顺着大肠的形态走势刮拭）和膀胱（从上向下刮拭）的体表投影区，以上部位刮至皮肤有热感即可。

刮痧搭档

方法一： 有手足不温，腹部寒凉，喜暖者，用补法刮痧，每天用清艾条灸天枢穴 5~10 分钟。

方法二： 将双手掌重叠，按压在小腹部关元穴、气海穴上，每天顺时针按揉 36 次。小腹部关元穴、气海穴可益气温阳，对泌尿生殖器官有补益效果，有助于改善唇部肤色。

> **美丽小提示**
> 　　刮拭足三里穴可以增强脾胃功能，脾胃健壮，促进食物消化吸收和排泄。刮拭以上其他部位可以不同程度地增强大肠和膀胱的功能，有利于体内代谢产物及时排出，避免内环境受污染而影响美容。

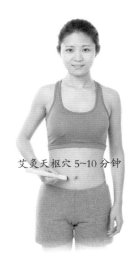

艾灸天枢穴 5~10 分钟

下颌欠光泽

下颌是肾的全息穴区，也是任脉循行的部位，任脉与生殖器官相连。下颌欠光泽是轻度肾气虚的最早提示，要警惕腰部酸痛和月经不调。

刮拭方法（具体经穴位置见第 52 页图示 ）

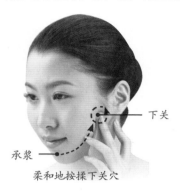

下关
承浆
柔和地按揉下关穴

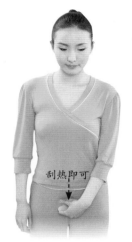

刮热即可

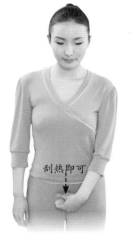

刮肾俞穴

方法一：刮拭口唇周围穴位

按面部刮痧的要求，用刮痧板角部以平面按揉法按揉承浆穴，再用长弧边的 1/2 以平刮法沿下唇正中柔和地向外上方刮至下关穴，用平面按揉法按揉下关穴，以同样的方法刮拭另一侧。以上每个部位刮拭 10~15 下，至皮肤微热、潮红即可。

方法二：刮拭下腹部子宫、卵巢区

每天用面刮法隔衣将下腹部正中子宫及两侧卵巢的体表投影区刮温热。

方法三：刮拭腰部经穴

用面刮法从上向下刮拭腰部督脉命门穴，膀胱经肾俞穴、志室穴，每天隔衣刮拭，将腰部刮温热即可。

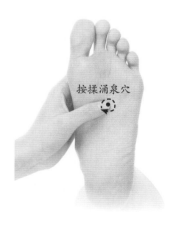

按揉涌泉穴

刮痧搭档

方法一：将大拇指的指腹放在涌泉穴、太溪穴上，顺时针方向进行按揉，每次可按揉 5~10 分钟。

方法二：每天用双手掌摩擦腰背部肾俞穴、志室穴 100 下。有畏寒肢冷者每天用清艾条灸关元穴、肾俞穴各 5~10 分钟。

美丽小提示

　　刮拭以上部位可以增强肾脏和生殖器官的功能，调节体内阴阳气血，增强内分泌机能。下颌欠光泽是肾气虚的最早征兆，肾气不足人就容易疲劳，平时要注意避免劳累过度，并且多食具有补肾作用的食物，避免腰部受凉，进行适量活动以增强体质。

　　月经期间不要刮痧。

　　妊娠期禁刮腰骶部和下腹部。

出现皱纹

　　皱纹是皮肤老化的表现，随着年龄的增长，皮肤中的胶原蛋白和弹力纤维的生成能力下降，胶原蛋白就会减少、弹力纤维断裂，皱纹就出现了。从中医的角度看，皱纹是气血不足、衰老的表现。然而每个人脸上出现的第一道皱纹并不都在同一个地方，即使年龄相同，每个人皱纹的多少、深浅也有明显的差异。这是因为面部不同部位的皮肤属于不同的经脉和脏腑器官管辖。观察皱纹出现的部位可以了解哪个脏腑最先开始衰老，观察皱纹的多少、深浅变化，可以了解脏腑经脉衰老的进程，指导保健。

　　减少皱纹除做面部刮痧外，还应调补皱纹部位对应的经脉脏腑器官。身体部位一律用补法刮拭，每次刮拭时间不可过长。

刮痧部位

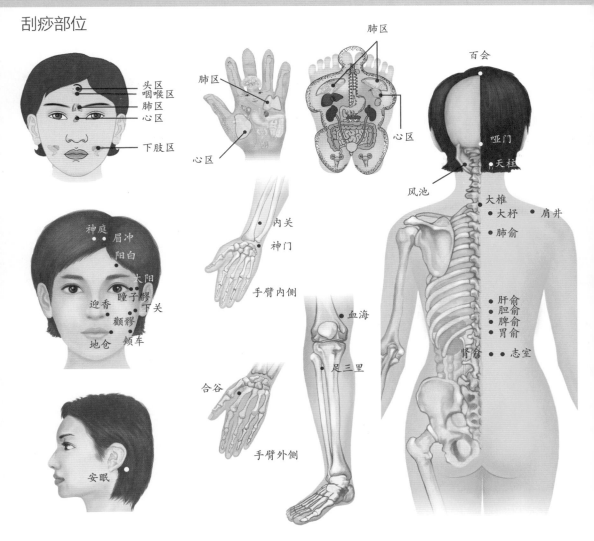

眉眼间皱纹

眉眼间与心肺相对应。如果此部位的皱纹比较多，表明心肺功能减弱。为此除皱一方面要经常按摩眉眼间部位，更重要的是注重对心肺的养护。

刮拭方法（具体经穴位置见第 59 页图示）

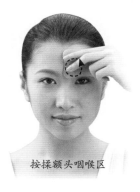

按揉额头咽喉区

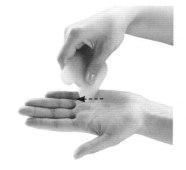

刮痧搭档

用补法刮痧的同时，可每天按揉神门穴、内关穴各 3~5 分钟。此法有养心安神的功效。

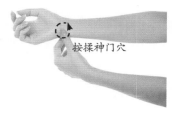

按揉神门穴

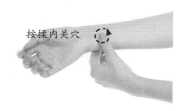

按揉内关穴

方法一：

刮拭眉眼间的全息穴区

按面部刮痧要求，用平面按揉法按揉额头中间下部咽喉区，两眉眼之间肺区、心区，每个部位刮拭 10~15 下至皮肤微热、潮红即可。

方法二：

刮拭手掌部心肺全息穴区

用刮痧板一边以面刮法刮拭手掌大鱼际心区、小拇指下方肺区至皮肤有微热感即可。

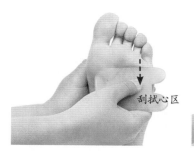

刮拭心区

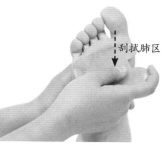

刮拭肺区

方法三：刮拭足部心肺全息穴区

用刮痧板长边以平刮法从上向下刮拭双足部肺区及左足底心区，刮至皮肤有微热感即可。

> **美丽小提示**
>
> 祛皱刮痧法刮拭角度要小，刮眉眼间时最好将刮痧板平贴于皱纹处缓慢做平刮或平面按揉。

额头皱纹

额头是大脑的对应区，额头皱纹提示大脑疲劳、缺氧。额头正中是督脉、膀胱经循行部位，额头两侧为胆经循行处。观察额头皱纹出现的部位，可以发现引起大脑疲劳的经脉，便于有针对性地调理。

刮拭方法（具体经穴位置见第 59 页图示）

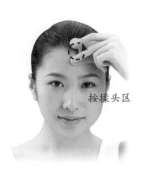

按揉头区

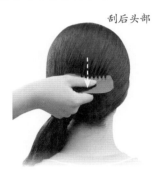

刮后头部

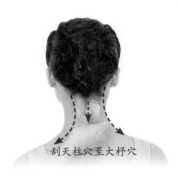

刮天柱穴至大杼穴

方法一：刮拭额头穴位及全息穴区

用平刮法以补法从前额正中向外刮拭两侧胆经循行部位，用平面按揉法按揉头区、咽喉区、阳白穴及皱纹处。

方法二：刮拭头部穴位

先用面刮法从头顶部百会穴向前刮至前头发际处，再从百会穴向后刮拭后头部。重点刮拭百会穴。最后分别从前向后下方刮拭两侧头部。用单角刮法刮拭前额神庭穴、眉冲穴。

方法三：刮拭颈部经穴

在颈椎部位涂刮痧油，先刮拭颈椎中间督脉部位，用面刮法从哑门穴刮拭至大椎穴，再用双角刮法刮拭膀胱经天柱穴至大杼穴，最后刮拭颈部胆经，用单角刮法刮拭风池穴，再从风池穴向下刮至颈根部。

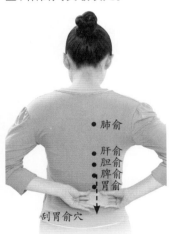

肺俞
肝俞
胆俞
脾俞
胃俞

刮胃俞穴

方法四：刮拭背部经穴

用面刮法从上向下刮拭背部膀胱经肺俞穴、肝俞穴、胆俞穴、脾俞穴、胃俞穴。

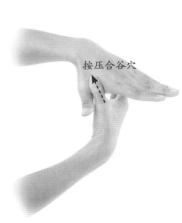

按压合谷穴

刮痧搭档

方法一： 用补法刮痧的同时，每天按摩百会穴、合谷穴各3~5 分钟。

方法二： 用大拇指的指腹对血海穴进行按揉，每次可按揉5~10 分钟，可补血养肝。

眼角鱼尾纹

睡眠不好或者操心、思虑过度、情志不舒而致的胆经气血不足都会导致眼角的鱼尾纹增多。有针对性地进行刮痧不仅可减少眼角的鱼尾纹，同时也能缓解眼疲劳、眼干涩，让眼睛更有神。

刮拭方法（具体经穴位置见第 59 页图示）

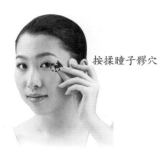

按揉瞳子髎穴

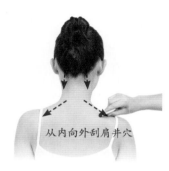

从内向外刮肩井穴

方法一：刮拭面部穴位

按面部刮痧要求用美容刮痧板角部以平面按揉法分别按揉外眼角瞳子髎穴、太阳穴，重点按揉皱纹部位，每个部位每次轻揉 10~15 下，再用平刮法轻柔地从瞳子髎穴向外上方刮拭 5 下。

方法二：刮拭头颈部穴位

将刮痧板梳竖放在耳朵上部发际边缘，绕着耳朵从前向后刮拭两侧头部。再用单角刮法刮拭颈部胆经风池穴、安眠穴，用面刮法从内向外刮拭肩部肩井穴。

嘴角及两腮皱纹

心情不舒畅、经常托腮、脾胃功能不好都会导致嘴角和两腮的皱纹比较多。经常进行刮痧，则可以减少皱纹，延缓面部衰老。

刮拭方法（具体经穴位置见第 59 页图示）

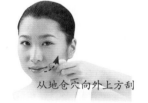

从地仓穴向外上方刮

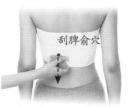

刮脾俞穴

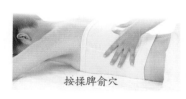

按揉脾俞穴

方法一：刮拭面部穴位

按面部刮痧要求，用平面按揉法按揉迎香穴、地仓穴，再将刮痧板长弧边沿迎香穴、地仓穴斜向外上方刮拭，经颧髎穴至耳际下关穴处。用平面按揉法按揉颊车穴、两侧下肢区。

方法二：刮拭背部穴位

用面刮法刮拭背部膀胱经脾俞穴、胃俞穴、肾俞穴、志室穴。并用面刮法从上向下刮拭下肢足三里穴。

刮痧搭档

方法一： 用大拇指按揉脾俞穴、胃俞穴，每次 5~10 分钟。对这两个穴位进行按揉可以强化脾胃化生气血的功能。

方法二： 用补法刮痧的同时，每天用双手掌从外向内摩擦胸胁部 50 下。

毛孔粗大

　　随着年龄的增长，肺气渐虚，毛孔收缩无力，逐渐就会出现毛孔粗大。一般皮肤颜色正常，无感染，光泽度或有所欠缺，以两眉间、鼻翼旁毛孔粗大最为明显。两眉间为肺的全息穴区，鼻翼旁为大肠经迎香穴所在，因此毛孔粗大是肺气虚弱的外在表现，需要补益肺气。

　　另一种原因是体内湿热邪气过盛，油脂分泌旺盛，毛孔排泄不畅，致使毛孔粗大。此种原因引起的毛孔粗大者在面部刮痧结束后，彻底清洁皮肤，涂敷爽肤水和润肤露。油脂分泌过多者，更需彻底清洁皮肤，以防皮肤残留刮痧乳阻塞毛孔。

刮痧部位

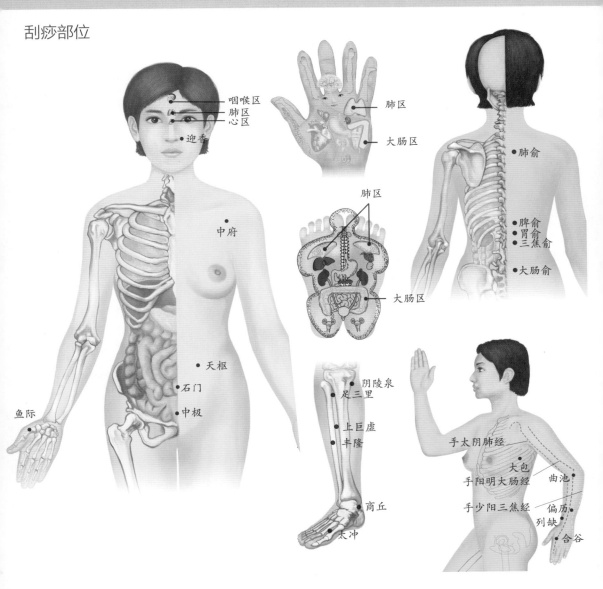

两眉间、鼻翼旁毛孔粗大

两眉间、鼻翼旁毛孔粗大，皮肤颜色正常，光泽度有所欠缺，皮肤一般无感染。两眉间为肺的全息穴区，鼻翼旁为大肠经迎香穴所在，因此这两个部位毛孔粗大明显是肺气虚弱的外在表现，需要补益肺气。

刮拭方法（具体经穴位置见第 63 页图示）

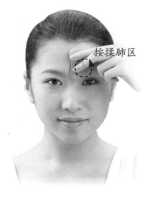

按揉肺区

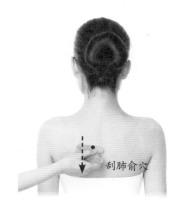

刮肺俞穴

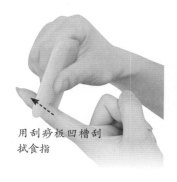

用刮痧板凹槽刮拭食指

方法一：

刮拭面部全息穴区、穴位

按面部刮痧要求，用平面按揉法按揉额头中间下部咽喉区，鼻旁迎香穴，从上向下刮拭两眉眼之间肺区、心区，每个部位刮拭 10~15 下至皮肤微热、潮红即可。

方法二：刮拭背部、腹部经穴

用补法以面刮法从上向下刮拭肺俞穴、脾俞穴、大肠俞穴。用面刮法刮拭胸腹部肺经中府穴、脾经大包穴、胃经天枢穴。

方法三：刮拭手、足部

用刮痧板凹槽部位依次刮拭大拇指、食指，然后用刮痧板一边以面刮法刮拭手足部位肺区、大肠区。

刮痧搭档

方法一： 毛孔粗大伴有急躁易怒、胁肋胀满时，按压太冲穴使人的情绪平稳，还可改善内分泌状况。

方法四：刮拭上下肢经穴

用刮痧板隔衣刮拭手臂肺经、大肠经，重点刮拭曲池穴、列缺穴。用面刮法从上向下刮拭下肢足三里穴。

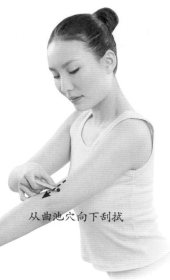

从曲池穴向下刮拭

方法二： 在刮痧的基础上，将大拇指的指腹放在鱼际穴上，每天按揉 5~10 分钟。两眉间、鼻翼由肺所主，而鱼际穴又是肺经上的穴位，能清肺热，增强肺脏自我调节机制，缩小毛孔。

方法三： 皮肤毛孔粗大而欠光泽，伴有乏力气短、消化功能减退时，每天用清艾条灸足三里穴 5 分钟。

鼻头部毛孔粗大

鼻头部位毛孔粗大，皮肤微微发红，多是因为皮脂腺分泌旺盛，粗大的毛孔处还容易感染发炎。这种情况多见于中青年人，是脾胃湿热的外在表现，一般不适合面部刮痧，而应刮拭身体有关部位。

刮拭方法（具体经穴位置见第 63 页图示）

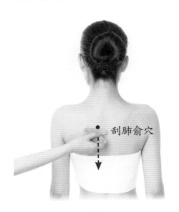

刮肺俞穴

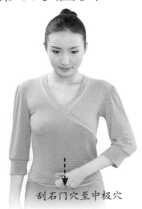

刮石门穴至中极穴

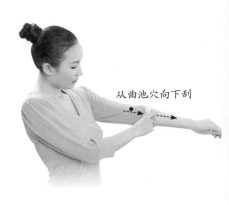

从曲池穴向下刮

方法一：刮拭背部经穴

在背部肺俞穴、脾俞穴、胃俞穴、三焦俞穴、大肠俞穴处涂刮痧油，用面刮法从上向下刮拭。

方法二：刮拭腹部穴位

用面刮法刮拭胸腹部任脉石门穴至中极穴，肺经中府穴，脾经大包穴，胃经天枢穴。

方法三：刮拭上下肢经穴

用刮痧板隔衣刮拭手臂桡侧肺经、大肠经，外侧中部三焦经。从肘关节上沿经脉循行刮至手指尖，重点刮拭上肢曲池穴、列缺穴、偏历穴，按揉合谷穴；下肢重点刮拭足三里穴、上巨虚穴。

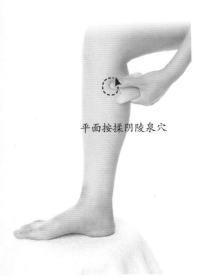

平面按揉阴陵泉穴

刮痧搭档

方法一：阴陵泉穴、商丘穴是足太阴脾经上的穴位，有清利湿热、健脾理气功效。鼻头部是脾的全息穴区，按揉阴陵泉穴有助于缩小鼻头毛孔。

方法二：鼻头微红，毛孔粗大者，用按压力大的手法刮痧，在肺俞穴、丰隆穴处拔罐，每天按揉列缺穴。

雀斑

雀斑小如针尖，大如芝麻，尤其偏爱肤色较白的脸颊。虽然雀斑不会损害我们的健康，却直接影响着面部的美丽。紫外线的照射加速了皮肤产生大量的黑色素，部分黑色素沉积在皮肤中就加重了雀斑的颜色。中医认为，雀斑与遗传和肾虚有关。

刮痧部位

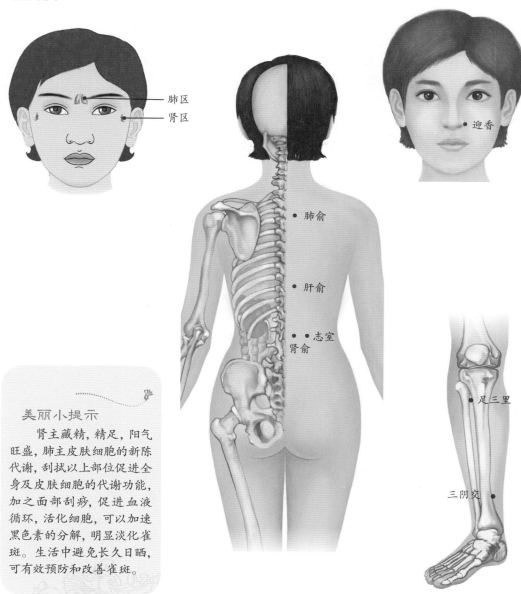

肺区
肾区
迎香
肺俞
肝俞
志室
肾俞
足三里
三阴交

美丽小提示

　　肾主藏精，精足，阳气旺盛，肺主皮肤细胞的新陈代谢，刮拭以上部位促进全身及皮肤细胞的代谢功能，加之面部刮痧，促进血液循环，活化细胞，可以加速黑色素的分解，明显淡化雀斑。生活中避免长久日晒，可有效预防和改善雀斑。

刮拭方法

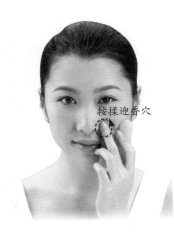

按揉迎香穴

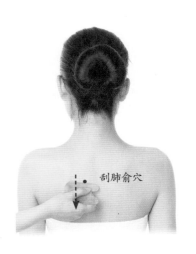

刮肺俞穴

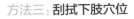

刮拭三阴交穴

方法一：刮拭面部

按面部刮痧的要求以平刮法按额头、眼周、面颊、口周、鼻部、下颌的顺序从内向外刮拭（鼻部从上向下）。寻找并重点按揉肺区、肾区、迎香穴与雀斑分布较多部位的阳性反应点。每个部位刮拭10~15下，至皮肤微热、潮红即可。

方法二：刮拭背部穴位

用面刮法从上向下刮拭背部膀胱经肺俞穴、肝俞穴、肾俞穴。

方法三：刮拭下肢穴位

用面刮法从上向下刮拭下肢胃经足三里穴，脾经三阴交穴。

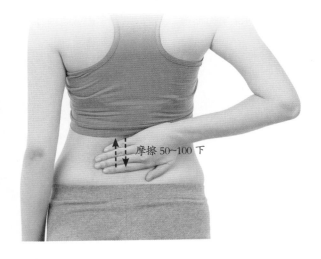

摩擦50~100下

刮痧搭档

按摩背部肾俞穴：将手掌向后平放在腰部，上下摩擦腰部肾俞穴、志室穴，每日1次，每次摩擦50~100下，直至局部微热。摩擦腰部有补益肾气的作用，肾气足则雀斑变浅淡。

肌肤松弛

皮肤表皮弹性降低，真皮层胶原蛋白减少，肌肉弹性减退，肌肤支撑力减弱，就会造成肌肤松弛。肌肤弹性减退跟细胞营养获取不足有密切关系。中医认为，脾主肌肉，脾胃功能良好的人，能为肌肤提供充足的营养，肌肤就会富有弹性而紧致，看起来要比同龄人年轻。反之，脾胃功能减弱者，肌肤就会弹性减弱、过早松懈。

刮痧部位

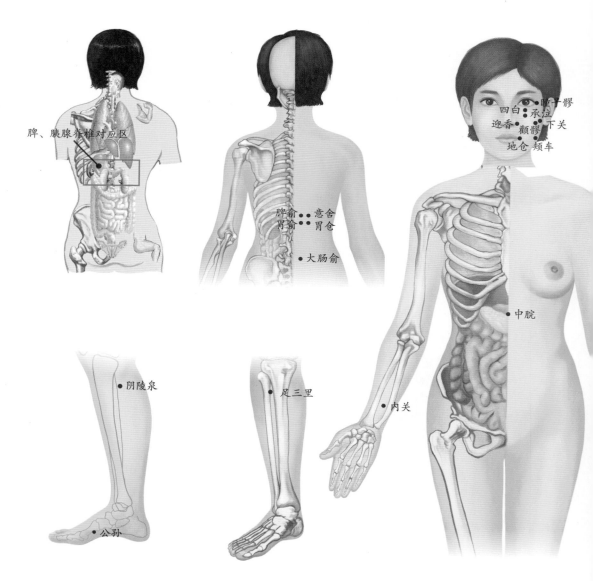

脾、胰腺脊椎对应区

脾俞　意舍
胃俞　胃仓
大肠俞

颧子髎
四白　承泣
迎香　颧髎　下关
地仓　颊车

中脘

阴陵泉
足三里
内关
公孙

刮拭方法

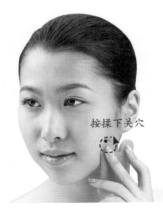

按揉下关穴

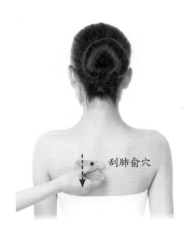

刮肺俞穴

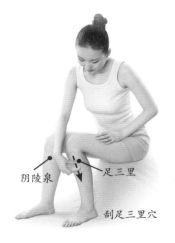

阴陵泉　　足三里

刮足三里穴

方法一：**刮拭面部穴位**

1 按面部刮痧要求用平面按揉法按揉面部瞳子髎穴、承泣穴、四白穴、迎香穴、颧髎穴、地仓穴、颊车穴、下关穴。

2 将刮痧板平置于手掌心或用四指按住刮痧板，手指不接触皮肤，分别从面颊内侧和面颊外下方以揉刮法边压边自下向上推移刮痧板，做缓慢、柔和的旋转移动。

3 分别从地仓穴、迎香穴、四白穴、瞳子髎穴斜向外上方以提拉法刮拭至额头。每个部位按揉或刮拭10~15下。

方法二：**刮拭背部穴位及全息穴区**

用面刮法自上而下刮拭膀胱经脾俞穴、意舍穴、胃俞穴、胃仓穴。用平刮法从内向外沿肋骨走向刮拭背部左侧脾脏、胰腺体表投影区。

刮痧搭档

方法一：将大拇指的指腹放在内关穴、足三里穴上，对穴位进行按揉，每次可按揉5分钟，每天可按揉1~2次。

方法二：伴有疲乏无力、食欲减退、腹胀者，每天用清艾条灸中脘穴、足三里穴各5~10分钟，可预防和改善肌肤松弛。

方法三：**刮拭下肢经穴**

以面刮法或平面按揉法刮拭或按揉下肢足三里穴、阴陵泉穴、公孙穴。

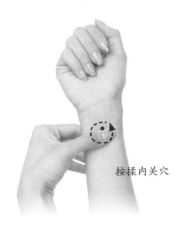

按揉内关穴

美丽小提示

预防和改善肌肤松弛下垂应用摩刮法和提拉法刮拭。这两种刮拭方法的要点均是将刮痧板的平面紧贴皮肤，按压力渗透至面部肌肉深部。摩刮法是自下而上或从外而内均匀地连续做缓慢、柔和的弧线旋转移动，即边按压边缓慢沿弧线旋转移动。提拉法是从面中部向外上方做边提升边刮拭的动作，以肌肉运动带动皮肤向上提升。

刮痧技巧：刮拭的方向永远是向上方提升移动，按压力一定渗透到肌肉深部，刮痧板紧贴皮肤，接触皮肤的面积尽量最大化，是以肌肉的运动带动刮痧板在皮肤上移动。最忌以皮肤移动拉动肌肉运动。

红血丝、气色异常、黄褐斑、痤疮、黑眼圈、眼袋……这些恼人的肌肤问题总会时不时地困扰着女性，这时候不妨试试刮痧，涂上刮痧乳，轻揉地按照本节的方法刮拭，长期坚持，面部肌肤就会焕然一新。

红血丝

有些女性面颊总是不均匀地呈现红斑状，细看可见丝状毛细血管，俗称"红血丝"，医学上称为毛细血管扩张症。这是由于毛细血管壁弹性降低，脆性增加，导致血管扩张甚至破裂造成的。补心养肝有助于改善红血丝症状。

刮痧部位

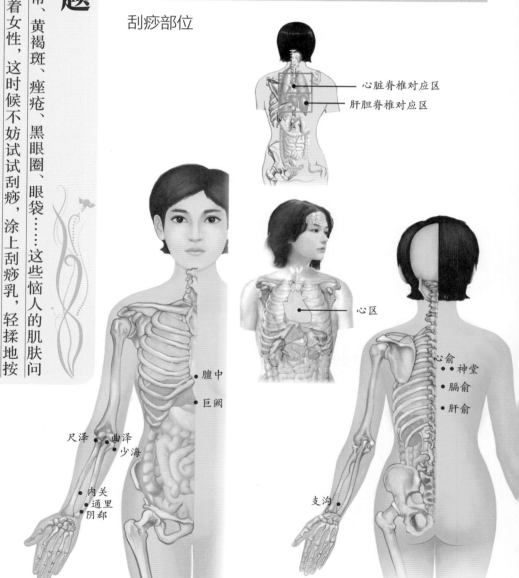

心脏脊椎对应区
肝胆脊椎对应区

心区

膻中
巨阙

尺泽　曲泽
　　少海

内关
通里
阴郄

心俞　神堂
膈俞
肝俞

支沟

刮拭方法

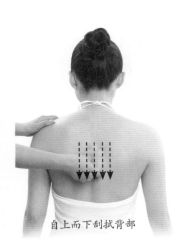

自上而下刮拭背部

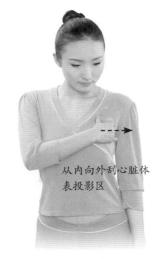

从内向外刮心脏体
表投影区

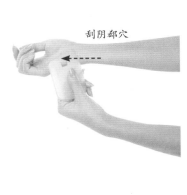

刮阴郄穴

方法一：刮拭背部全息穴区及穴位

先用面刮法再用双角刮法，自上而下刮拭背部心脏、肝胆脊椎对应区。重点刮拭双侧膀胱经心俞穴、神堂穴、膈俞穴、肝俞穴。

方法二：刮拭胸部全息穴区及穴位

用平刮法沿肋骨走向，从胸部正中线向外刮拭左侧心脏体表投影区。用单角刮法从上向下刮拭任脉膻中穴、巨阙穴。

方法三：刮拭上下肢经穴

以面刮法从上向下刮拭心经阴郄穴、通里穴，心包经内关穴，小肠经支正穴。用拍打法拍打肘窝尺泽穴、曲泽穴、少海穴。

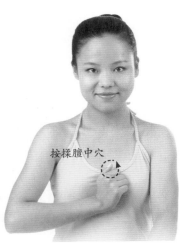

按揉膻中穴

刮痧搭档

将大鱼际放在膻中穴上，对穴位进行按揉即可，每次可按揉5~10分钟。对膻中穴进行按揉不仅能宽胸理气，对于心气还有一定的补益功效。

美丽小提示

一般红血丝部位不要刮拭。面部颧髎穴处血液循环不畅，经脉气血瘀阻是出现红血丝的局部原因。有红血丝者此穴处会有明显的疼痛或沙砾、结节等阳性反应。可以先找到颧髎穴的准确位置，用平面按揉法细心按揉阳性反应点，有助于消除红血丝。注意禁刮红血丝处的皮肤。

面部气色异常

气色异常指面部气色欠红润，呈现轻重不同的白色、青色、黄色或黑色，并缺少光泽。气色异常是脏腑功能失调的表现。改善气色异常要刮拭面部，同时要有针对性地调理亚健康的脏腑。

刮痧部位

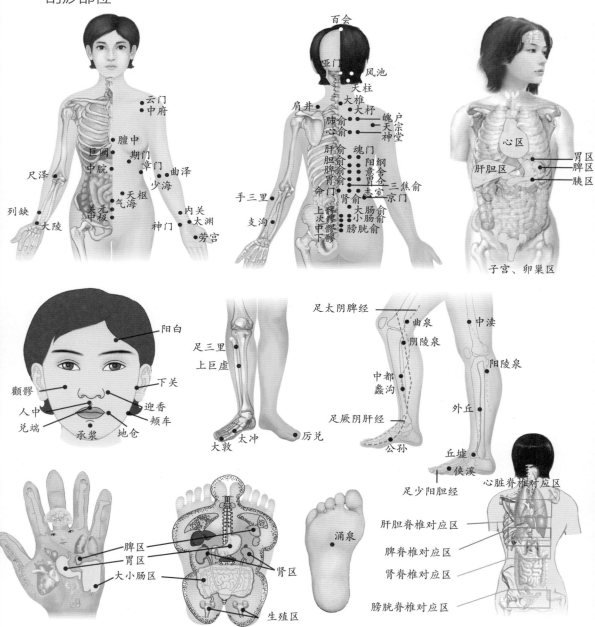

面色苍白

面色苍白缺乏光泽，主要是因为肺气虚弱影响心脏对血液在面部的输布，大肠与肺有相表里的关系，所以改善面色苍白现象，补益肺气、增强心气的同时还可以通利大肠经经气。

刮拭方法

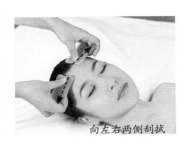

向左右两侧刮拭

方法一：面部刮痧

1 面部均匀涂抹美容刮痧乳，每个部位均先单手持板从面部中间穴位开始刮拭，按分区刮拭顺序从上至下，依照额头、眼周、面颊、口周、鼻部、下颌的顺序刮拭，由内向外（鼻部除外）沿肌肉纹理、骨骼形态刮拭。苍白、缺乏光泽的部位要重点刮拭。

2 为他人刮痧双手持板分别同时向左右两侧刮拭。自己居家保健刮拭可单手持板，刮拭完一侧面部，再刮拭另一侧。每穴或每个部位视阳性反应的轻重每次刮拭10~15下。

3 以面颊颧髎穴为中心，用揉刮法刮拭，用平面按揉法重点按揉颜色苍白的区域。

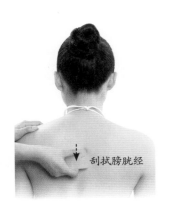

刮拭膀胱经

方法二：刮拭背部经穴

用补法以面刮法自上而下刮拭背部膀胱经肺俞穴、魄户穴。

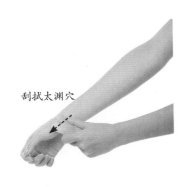

刮拭太渊穴

方法四：刮拭手臂穴位

以面刮法从上向下刮拭手臂肺经上的太渊穴、列缺穴。

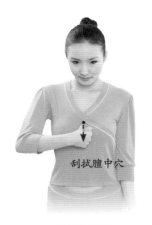

刮拭膻中穴

方法三：刮拭胸部经穴

用补法以单角刮法自上而下刮拭胸部正中任脉膻中穴，胸部肺经中府穴，可隔衣每天刮拭1次。

刮痧搭档

方法一：用补法刮痧的同时，每天摩擦双手掌大鱼际100下，按揉足三里穴3分钟。

方法二：伴有气短乏力、手足不温者，每天用清艾条灸肺俞穴、列缺穴和足三里穴各5~10分钟。

方法三：将大拇指的指腹放在下腹部气海穴所在处，进行顺时针按揉，每次可按揉3~5分钟。气海穴是一个补气的穴位，按揉气海穴可以激发正气，改善气虚导致的面色苍白。

面色萎黄

面色萎黄，缺乏光泽，是脾气虚的表现。改善面色萎黄应健脾益气，调中和胃。

刮拭方法（具体经穴位置见第 72 页图示）

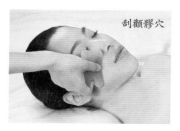

方法一：面部刮痧

1~2 参照"面色苍白"方法一的步骤 1~2（见第 73 页）。

3 以面颊颧髎穴、大小肠区为中心，用揉刮法刮拭，用平面按揉法重点按揉颜色萎黄的区域。

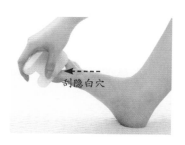

方法四：刮拭下肢经穴

沿着经脉的循行部位，以面刮法从膝关节足太阴脾经阴陵泉穴向下刮拭至足大趾内侧隐白穴，足阳明胃经足三里穴向下刮至足二趾厉兑穴。重点用平面按揉法按揉足三里穴、阴陵泉穴、公孙穴。

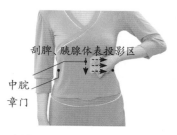

方法二：刮拭腹部全息穴区及穴位

用平刮法从内向外沿肋骨走向刮拭左胁肋部脾、胰腺体表投影区。用面刮法从上向下刮拭胃体表投影区，重点刮拭任脉中脘穴、肝经章门穴。

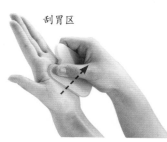

方法五：刮拭手足全息穴区

用面刮法刮拭手掌部脾胃、大小肠区。以面刮法刮拭双足大小肠区，左足底脾脏区和右足底的胃区。

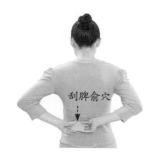

方法三：刮拭背部经穴及全息穴区

用面刮法自上而下刮拭膀胱经脾俞穴、意舍穴、胃俞穴、胃仓穴。用平刮法从内向外沿肋骨走向刮拭背部左侧脾脏体表投影区。

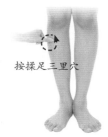

刮痧搭档

方法一：将大拇指的指腹放在足三里穴上，对穴位进行按揉即可，每次可按揉 5~10 分钟，每天可按揉 1~2 次。足三里穴是足阳明胃经的主要穴位之一，有益气健脾，化生气血作用，使面色红润起来。

方法二：手足不温、喜热饮者，在刮痧的基础上，每天用清艾条灸天枢穴、关元穴各 5~10 分钟。

面色青暗

　　面色青暗缺乏光泽，是肝郁气滞、肝胆功能失调、血液中代谢产物增多的表现。改善面色青暗应疏肝利胆，解郁排毒。

刮拭方法（具体经穴位置见第 72 页图示）

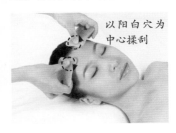

以阳白穴为中心揉刮

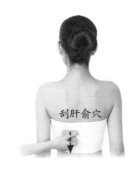

从上向下刮拭风池穴

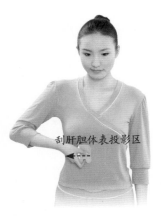

刮肝俞穴

方法一：面部刮痧

1～2 参照"面色苍白"方法一的步骤 1~2（见第 73 页）。

3 以额头阳白穴为中心，用揉刮法刮拭，用平面按揉法重点按揉颜色青暗的区域。

方法二：刮拭颈肩经穴

用单角刮法刮拭颈部风池穴，用面刮法从内向外刮拭肩部胆经肩井穴。

方法三：刮拭背部穴位及全息穴区

用面刮法自上而下刮拭膀胱经肝俞穴、魂门穴、胆俞穴、阳纲穴。用平刮法从内向外沿肋骨走向刮拭背部右侧肝胆体表投影区。

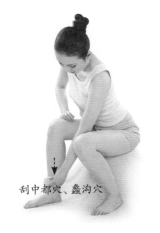

刮肝胆体表投影区

刮中都穴、蠡沟穴

方法四：

刮拭胸胁部肝胆体表投影区

用平刮法沿右侧肋骨走向，从体前正中线向右侧刮拭肝胆的体表投影区。

方法五：刮拭下肢经穴

用面刮法从上向下刮拭下肢胆经中渎穴、阳陵泉穴、外丘穴，肝经曲泉穴、中都穴、蠡沟穴。

刮痧搭档

方法一：每天用双手掌从外向内摩擦胸胁部 50 下，按摩期门穴、丘墟穴各 3 分钟。

方法二：怕冷、手足不温者每天用清艾条灸阳陵泉穴、丘墟穴各 5~10 分钟。

方法三：胸胁胀满者用大拇指的手指尖对大敦穴进行掐按，每次可掐按 1~3 分钟，有助于疏肝调肾。

面色红暗

当身体出现亚健康或疾病，尤其是血液黏度增加，血液循环速度减缓，血液中代谢产物增加时，整个面部气色就会由红润转为暗红。面部额头、面颊部颜色暗红，则提示血液循环不畅，有血液瘀滞现象，不同部位颜色红暗提示体内不同的脏腑器官有气滞血瘀。

刮拭方法（具体经穴位置见第 72 页图示）

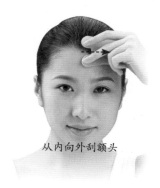

从内向外刮额头

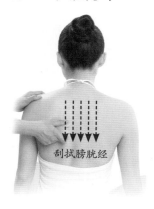

刮拭膀胱经

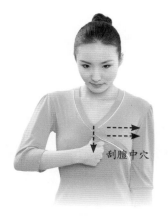

刮膻中穴

方法一：面部刮痧

1~2 参照"面色苍白"方法一的步骤 1~2（见第 73 页）。

3 以面颊颧髎穴为中心，用揉刮法刮拭，用平面按揉法重点按揉颜色红暗的区域。

方法二：刮拭背部全息穴区及穴位

先用面刮法再用双角刮法，自上而下刮拭背部心脏脊椎对应区。重点刮拭双侧膀胱经心俞穴、神堂穴、膈俞穴、小肠俞穴，小肠经天宗穴。

方法三：刮拭胸部全息穴区及穴位

用平刮法沿肋骨走向，从胸部正中线向外刮拭左侧心脏的体表投影区。用单角刮法从上向下刮拭任脉膻中穴、巨阙穴。

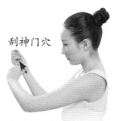

刮神门穴

方法四：刮拭上下肢穴位

用面刮法从上向下刮拭或平面按揉法按揉神门穴、内关穴、大陵穴、劳宫穴。用拍打法拍打肘窝尺泽穴、曲泽穴、少海穴。

刮痧搭档

方法一： 面色红暗明显者，伴有胸闷、心悸，在心俞穴、膈俞穴处拔罐 5 分钟，每周 1 次，无痧即停。

方法二： 胸胁胀满、急躁易怒者，每天按揉太冲穴 3 分钟。

方法三： 有心悸气短者每天按摩极泉穴 3~5 分钟。将拇指放在对侧胸部云门穴，四指放在腋窝极泉穴处，用四指的指腹对穴位进行按揉，每次可按揉 5 分钟，每天可按揉 1~2 次。此穴位是激发心脏活力，保护心脏的重要穴位。经常按揉此穴位，补益心气，推动血液运行，有助于改善红暗面色。

面色整体晦暗

　　肤色黑不一定都是不健康，关键是肤色是否有光泽，假如黑而没有光泽，或光泽度欠佳，面若蒙尘，则一定是健康出了问题。从中医角度来看，面色晦暗是肾虚的表现，肾阳不足，不能温养其他脏器，使它们不能正常地为身体传送各种营养物质和排出代谢产物，所以面色黯黑。肾虚的程度、所影响的脏腑器官可以从面部颜色晦暗的部位显示出来。

刮拭方法（具体经穴位置见第 72 页图示）

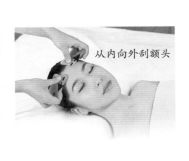

从内向外刮额头

方法一：面部刮痧

$1~2$ 参照"面色苍白"方法一的步骤 1~2（见第 73 页）。

3 用揉刮法和推刮法重点刮拭颜色晦暗的区域。

自上而下刮拭肾俞穴

方法二：刮拭腰背部全息穴区及穴位

用面刮法和双角刮法自上而下刮拭腰部肾脏和腰骶部膀胱的脊椎对应区。重点刮拭督脉命门穴，膀胱经三焦俞穴、肾俞穴、志室穴。

刮小腹部膀胱体表投影区

方法三：刮拭腹部全息穴区及穴位

用面刮法从上向下刮拭小腹部膀胱体表投影区、任脉中极穴、胆经京门穴。

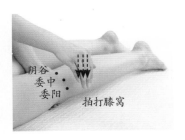

阴谷
委中
委阳
拍打膝窝

方法四：刮拭下肢经穴

以面刮法刮拭或平面按揉法按揉飞扬穴、三阴交穴、大钟穴、交信穴、涌泉穴。拍打膝窝委阳穴、委中穴、阴谷穴。

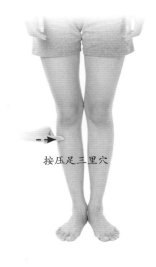

按压足三里穴

刮痧搭档

方法一： 用补法刮痧的同时，每天按压足三里穴 3 分钟，用双手掌摩擦腰部命门穴、肾俞穴 100 下。

方法二： 手足不温、怕冷者，每天用清艾条灸关元穴、太冲穴各 5~10 分钟。

额头晦暗

刮拭方法（具体经穴位置见第 72 页图示）

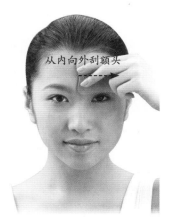
从内向外刮额头

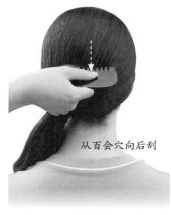
从百会穴向后刮

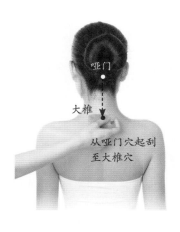
哑门
大椎
从哑门穴起刮
至大椎穴

方法一：刮拭额头

按面部刮痧的方法、顺序，用平刮法从内向外刮拭额头晦暗部位，用推刮法寻找并重点刮拭晦暗部位的痛点和结节等阳性反应处。

方法二：刮拭头部

用全息经络刮痧板梳刮拭全头。先用面刮法从头顶部百会穴向前刮至前头发际处；然后从百会穴向下刮后头部。将刮痧板梳竖放在耳朵上部发际边缘，绕着耳朵像画问号一样，从前向后刮拭两侧头部。

方法三：刮拭颈背部穴位

刮拭颈椎中间督脉部位。用面刮法刮拭从哑门穴起至大椎穴；用面刮法从膀胱经天柱穴向下刮拭至大杼穴。用单角刮法刮拭风池穴。

刮痧搭档

在刮痧的基础上，每天用清艾条灸大椎穴、侠溪穴、太冲穴各 5~10 分钟。

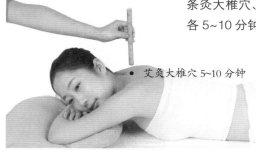
艾灸大椎穴 5~10 分钟

美丽小提示

整体面色晦暗，除按面部刮痧的方法顺序刮拭面部外，应做进一步检查，及早发现潜在的病变，增强和调理肾功能。

上唇晦暗

刮拭方法（具体经穴位置见第 72 页图示）

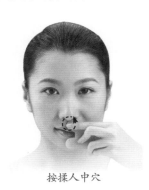

按揉人中穴

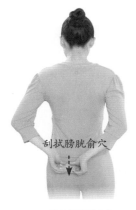

刮拭膀胱俞穴

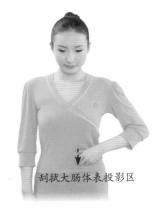

刮拭大肠体表投影区

方法一：刮拭面部穴位

按面部刮痧的方法、顺序用平面按揉法按揉人中穴，然后用推刮法从人中穴沿上唇向外刮至地仓穴，按揉地仓穴、迎香穴。刮拭上唇唇红部位，将刮痧板平放在唇纹上兑端穴处，用推刮法从口唇中间沿上唇红向外侧刮至口角处，用向外上方提升的力度平面按揉地仓穴。每个部位刮拭 5~10 下即可。

方法四：刮拭上下肢经穴

以面刮法从上向下刮拭上肢支沟穴、手三里穴，下肢足三里穴、上巨虚穴。

方法二：刮拭背部经穴

用面刮法自上而下刮拭背部膀胱经肺俞穴、脾俞穴、大肠俞穴、膀胱俞穴。

刮痧搭档

方法一： 便秘或排便无力用补法刮痧，每天按摩天枢穴、足三里穴、上巨虚穴各 3 分钟。

方法二： 大便稀溏者，每天用清艾条灸天枢穴 5~10 分钟。

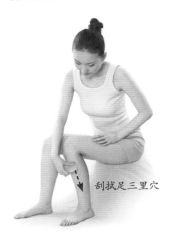

刮拭足三里穴

方法三：刮拭腹部大肠体表投影区

用面刮法从上向下分段刮拭腹部肚脐周围大肠体表投影区。

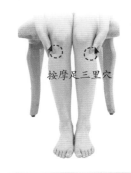

按摩足三里穴

> **美丽小提示**
>
> 　　上唇是大肠经和督脉循行部位，又是膀胱的全息穴区。上唇晦暗提示大小便排泄功能减弱，是大肠虚寒，肠道不清洁的外显，常伴有便秘、腹泻等症状。
>
> 　　睡眠是最好的养肝方法。晚上 11 点前上床入睡，可养肝血，增强排毒功能。

下颌晦暗

刮拭方法（具体经穴位置见第 72 页图示）

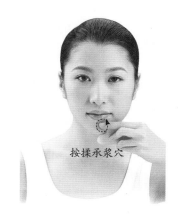

按揉承浆穴

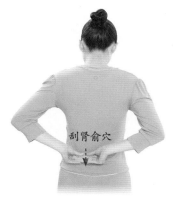

刮肾俞穴

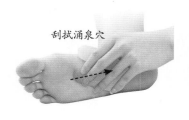

刮拭涌泉穴

方法一：刮拭面部穴位

按面部刮痧要求，用平面按揉法按揉承浆穴，然后从承浆穴沿下唇向外上方经地仓穴、颊车穴至耳际下关穴，按揉下关穴和颊车穴。再用同样方法刮拭另一侧。

方法二：刮拭背部经穴及全息穴区

用面刮法刮拭背部膀胱经肾俞穴、志室穴，用双角刮法刮拭骶椎两侧八髎穴。用面刮法从上向下刮拭小腹部子宫、卵巢体表投影区。

方法三：刮拭足部穴位、全息穴区

用单角刮法刮拭涌泉穴，用平面按揉法按揉足部肾区、生殖器官区。

刮痧搭档

方法一：用双手掌重叠平放在下腹部气海穴、关元穴处，按揉 5~10 分钟。每天可按揉 1~2 次。按揉气海穴、关元穴补益肾气，对于改善肾虚导致的面色晦暗有一定帮助。

方法二：经血色暗、有血块、痛经者，每天用清艾条灸肾俞穴、关元穴各 5~10 分钟。

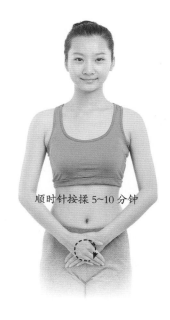

顺时针按揉 5~10 分钟

美丽小提示

下颌正中与人中对应的凹陷处是承浆穴，承浆穴处是子宫的全息穴区。如果下颌及两颊下部颜色晦暗、欠光泽，多为肾虚，腰膝酸痛，女性多有宫寒、月经不调等症状。

当面色暗红逐渐加重，而且不限于面颊处时，应警惕高脂血症，血液黏度增加，糖尿病或高血压等心脑血管慢性病。

黄褐斑

　　黄褐斑是发生于面部的一种色素沉着性皮肤病。孕期出现的黄褐斑也称"妊娠斑"。由于本病常与情志抑郁(即中医的肝郁气滞)有关,故又称"肝斑"。

　　中医认为,气血不足,气滞血瘀,经络脏腑功能失调,是肌肤微循环出现障碍,形成黄褐斑的起因。女性因"经、带、胎、产、乳"的特殊生理过程中多有失血,或气血消耗过大,所以黄褐斑多发生于孕期、产后或中年女性,其形成与体力透支、心理压力过大、月经不调、便秘有密切的关系。

刮痧部位

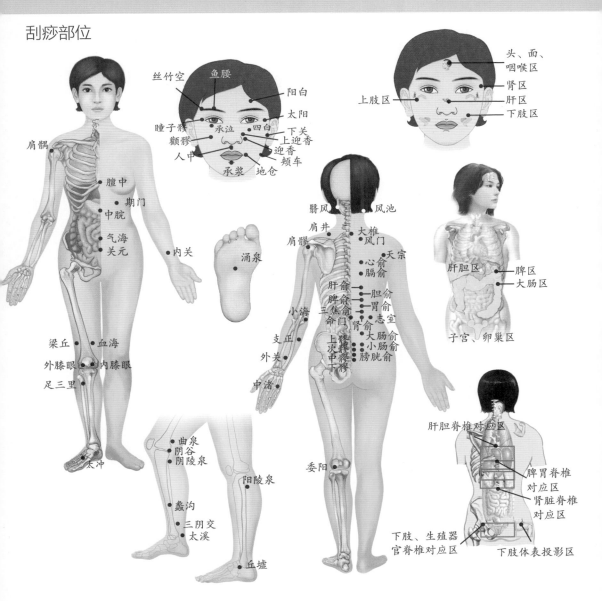

额头黄褐斑

额头部位的黄褐斑多在前额两侧胆经循行部位。此处黄褐斑为肝胆功能失调、肝郁气滞所致。

刮拭方法（具体经穴位置见第 81 页图示）

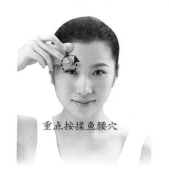

重点按揉鱼腰穴

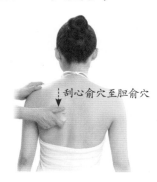

刮心俞穴至胆俞穴

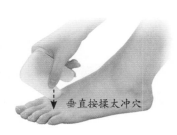

垂直按揉太冲穴

方法一：刮拭面部穴位

按照面部刮痧的方法、顺序，用推刮法从内向外刮拭前额，寻找并按揉黄褐斑下的阳性反应点，重点刮拭色斑部位以及阳白穴、丝竹空穴、鱼腰穴、太阳穴。

方法二：刮拭背部全息穴区及经穴

用面刮法和双角刮法刮拭背部肝胆脊椎对应区。重点刮拭心俞穴至膈俞穴、肝俞穴、胆俞穴。用平刮法从内向外分别刮拭右背部、右胁肋部肝胆体表投影区。

方法三：刮拭下肢经穴

用平面按揉法按揉下肢胃经足三里穴，胆经丘墟穴。用垂直按揉法按揉足部太冲穴。

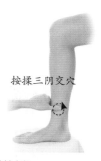

按揉三阴交穴

刮痧搭档

方法一： 在风池穴处拔罐，同时每天按揉翳风穴 3~5 分钟。

方法二： 将大拇指的指腹放在三阴交穴上，对穴位进行按揉，每次可按揉 5~10 分钟。两腿上的穴位都要进行按揉。

祛斑刮痧技巧

祛斑刮痧法一定先在刮痧部位涂美容刮痧乳。黄褐斑部位用距离短、速度慢的推刮法刮拭，刮拭速度控制在平静呼吸时一呼一吸 2~3 下。刮拭的范围要略大于黄褐斑的范围，仔细寻找下面的阳性反应。轻微的阳性反应为皮肤的涩感、细小的沙砾、气泡感，明显的阳性反应为疼痛、结节、肌肉的紧张僵硬。找到阳性反应后，小面积阳性反应用推刮法刮拭，大面积阳性反应用揉刮法刮拭。黄褐斑颜色越浅淡，面积越小，阳性反应物越细小，越要缓慢刮拭。找到和消除黄褐斑下的阳性反应是美白祛斑的关键。

治疗前阶段可以每天刮拭色斑部位 1 次，每次刮拭 10~15 下。出现明显效果时改为每 3 天刮拭 1 次，每次 10~15 下。

外眼角下黄褐斑

外眼角下出现黄褐斑，提示心理压力过大，以及肩关节受风寒侵袭或劳损，需警惕颈肩部疾患。

刮拭方法（具体经穴位置见第 81 页图示）

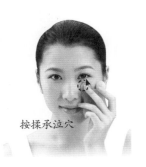

按揉承泣穴

方法一：刮拭面部穴位

按面部刮痧要求、顺序，用推刮法从承泣穴、四白穴向外，经上肢区、瞳子髎穴刮拭至太阳穴，重点刮拭色斑部位以及瞳子髎穴、上肢区、太阳穴，寻找并按揉黄褐斑和上肢区下的阳性反应点。

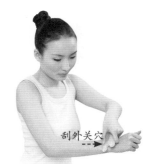

刮外关穴

方法二：刮拭肩膀上穴位

用面刮法和双角刮法刮拭颈椎，从内向外刮拭肩井穴至肩峰处。并用面刮法从上向下刮拭上肢三焦经肩髎穴、外关穴，点按手背中渚穴。

刮痧搭档

方法一： 用大拇指的指腹对期门穴进行按揉，每次可按揉 5~10 分钟。此穴有疏肝理气功效。肝气畅达，则气血不瘀，有助于预防黄褐斑的形成。

方法二： 将两手搓热，放在两胸胁部下部，力度适中，从内向外进行推按，每次可推 5~10 分钟，可疏肝理气，改善气滞血瘀，对于除掉扰人的黄褐斑有一定帮助。

方法三： 颈肩疼痛明显者，在刮痧的基础上，在肩髃穴、肩髎穴处拔罐。有手足不温、畏寒者每天用清艾条灸肩髃穴、风门穴、大椎穴 5~10 分钟。

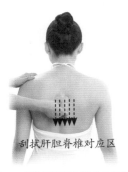

刮拭肝胆脊椎对应区

方法三：刮拭背部全息穴区及经穴

用面刮法和双角刮法刮拭背部肝胆脊椎对应区。重点刮拭心俞穴至膈俞穴、肝俞穴、胆俞穴。

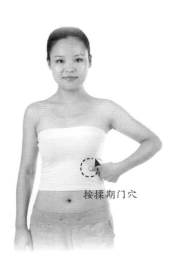

按揉期门穴

美丽小提示

露肩装时尚又俏皮，是很多女性的购衣选择，但是女性肩部娇嫩，需要保暖，颈肩受寒严重时会导致颈肩痛、肩周炎等，即使受寒比较轻微，也会使局部气血不畅，导致面部外眼角下方肌肤缺乏光泽，甚至出现黄褐斑，影响美丽。在冷暖交替季节更要特别注意颈肩保暖。另外，上肢长时间固定姿势工作时，要经常做颈部保健操让肩部放松。

面颊黄褐斑

面颊黄褐斑多伴有气短乏力、心慌、胸闷、消化功能减退，甚至有食欲不振、腹胀、腹泻等症状，是消化系统和心脏功能减弱的表现。

刮拭方法（具体经穴位置见第81页图示）

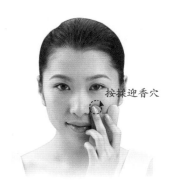

按揉迎香穴

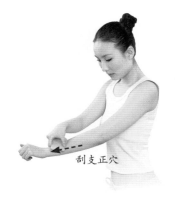

刮拭心脏脊椎对应区

刮支正穴

方法一：刮拭面部经穴

按照面部刮痧的方法、顺序，用推刮法从内向外刮拭，从上迎香穴向外刮至太阳穴；再用推刮法刮拭迎香穴、颧髎穴至耳前肾脏全息穴区。重点刮拭色斑部位以及颧髎穴、迎香穴，耳前肾脏的全息穴区，寻找并重点刮拭黄褐斑和颧髎穴下的阳性反应点。

方法二：刮拭背部全息穴区及穴位

用面刮法和双角刮法刮拭心脏、脾胃的脊椎对应区。重点刮拭小肠经天宗穴，膀胱经心俞穴、肝俞穴至脾俞穴、胃俞穴、小肠俞穴。用平刮法从内向外刮拭左侧脾脏体表投影区。

方法三：刮拭上下肢穴位

用面刮法从上向下刮拭上肢小肠经小海穴、支正穴，下肢胃经足三里穴，脾经血海穴、三阴交穴。

刮痧搭档

方法一：在刮痧的基础上，每天用清艾条灸内关穴、膻中穴5~10分钟。

方法二：用手掌根部对中脘穴进行按揉，每次可按揉5~10分钟。对中脘穴进行按揉可以防治消化系统疾病。消化吸收功能好了，气血充盈和顺，自然对于淡化脸上的黄褐斑有一定帮助。

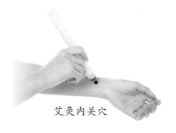

艾灸内关穴

美丽小提示

黄褐斑的形成与遗传因素、女性荷尔蒙失调、孕产、月经、内脏疾病、精神压力、皮肤老化等内在因素有关；也与日晒、长期使用含香料、铅、汞之劣质化妆品等外在因素有关系。紫外线是黄褐斑的头号敌人，可使斑点加深。刮痧治疗黄褐斑的同时，应减少日光照射，做好防晒。

鼻中部黄褐斑

面色青黄，鼻中部出现黄褐斑，提示肝胆郁滞，需警惕肝胆疾患。

刮拭方法（具体经穴位置见第 81 页图示）

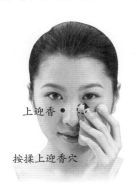

上迎香·

按揉上迎香穴

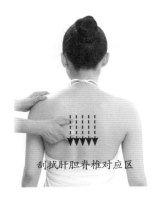

刮拭肝胆脊椎对应区

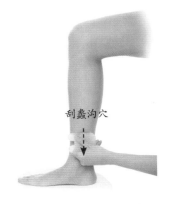

刮蠡沟穴

方法一：刮拭面部穴区

清洁面部皮肤，涂刮痧乳后，按照面部刮痧的方法，用推刮法从上向下刮拭鼻中肝区，用刮痧板角部刮拭右侧胆区，重点刮拭色斑部位以及上迎香穴，寻找并按揉黄褐斑和肝胆区、胰腺区下的阳性反应点。

方法二：刮拭背部全息穴区及穴位

用面刮法和双角刮法刮拭背部肝胆脊椎对应区。重点刮拭心俞穴至膈俞穴、肝俞穴、胆俞穴。用平刮法从内向外分别刮拭右背部、右胁肋部肝胆体表投影区。

方法三：刮拭上下肢穴位

用面刮法从上向下刮拭上肢心包经内关穴，下肢肝经曲泉穴、蠡沟穴，用垂直按揉法按揉太冲穴。

刮痧搭档

方法一：黄褐斑色深者，在肝俞穴、胆俞穴处拔罐 5 分钟，每周 1 次，无痧即停。每天按揉太冲穴。

方法二：体寒怕冷者，每天用清艾条灸阳陵泉穴、丘墟穴各 5~10 分钟。

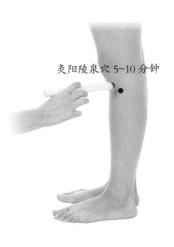

灸阳陵泉穴 5~10 分钟

美丽小提示

鼻中部的色泽可以透露出一个人的心情和肝脏的健康。凡长期压力过大，情绪郁闷或肝功能下降者鼻中部色泽多晦暗。

上下唇周围黄褐斑

上唇上方两侧出现对称的黄褐斑及下唇下部的黄褐斑，为肾气不足的信号，女性常伴有月经不调，需警惕子宫、卵巢的疾患。

刮拭方法（具体经穴位置见第 81 页图示）

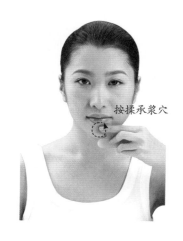

按揉承浆穴

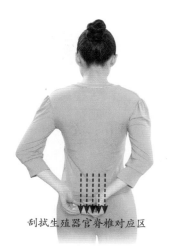

刮拭生殖器官脊椎对应区

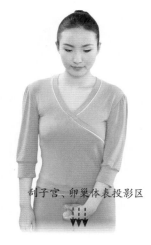

刮子宫、卵巢体表投影区

方法一：刮拭面部穴位

清洁面部皮肤，涂刮痧乳后，按照面部刮痧的方法，用平面按揉法按揉上唇人中穴，再用推刮法从人中穴分别向外刮至地仓穴；用平面按揉法按揉下颌承浆穴，再用推刮法从承浆穴向外刮至颊车穴，寻找口周穴位及黄褐斑下的阳性反应点，重点刮拭。

方法二：刮拭背部全息穴区及穴位

用面刮法和双角刮法刮拭背部肾脏、生殖器官的脊椎对应区。重点刮拭督脉命门穴，膀胱经肾俞穴、志室穴、大肠俞穴、膀胱俞穴、八髎穴。

方法三：刮拭腹部全息穴区及穴位

用面刮法从上向下刮拭大肠体表投影区，子宫、卵巢体表投影区，重点刮拭任脉气海穴至关元穴。

刮痧搭档

方法一：将食指的指腹放在下腹部气穴上，对其进行按揉即可。经常按揉肾经上的气穴，不仅有助于除斑，还具有温暖子宫作用。

方法二：有手足不温、怕冷者，每天用清艾条灸肾俞穴、涌泉穴、太溪穴各 5~10 分钟。

方法三：经常腰酸、乏力者，每天按摩三阴交穴、太溪穴各 3 分钟。用双手掌摩擦腰部命门穴、肾俞穴 100 下。

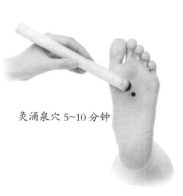

灸涌泉穴 5~10 分钟

两腮下部黄褐斑

两腮下部的黄褐斑提示肾气和下肢气血循环不良，常伴有面色晦暗、欠光泽，下肢、膝关节酸痛、沉重，腰痛，精力不足，易疲劳的症状。

刮拭方法（具体经穴位置见第81页图示）

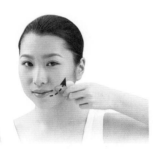

从内向外刮拭地仓穴

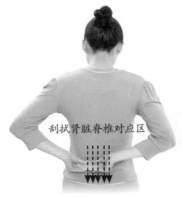

刮拭肾脏脊椎对应区

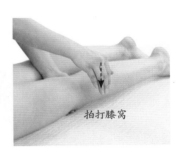

拍打膝窝

方法一：刮拭面部穴区

按照面部刮痧的方法、顺序，用推刮法从内向外刮拭地仓穴，经下肢区至下关穴；用平面按揉法按揉承浆穴，用推刮法从承浆穴向外刮至颊车穴，重点寻找并刮拭黄褐斑部位以及承浆穴、下肢区阳性反应点。

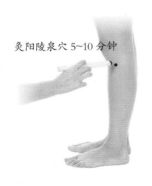

灸阳陵泉穴 5~10 分钟

方法二：刮拭背部全息穴区及穴位

用面刮法和双角刮法刮拭背部肾脏、下肢的脊椎对应区。重点刮拭督脉命门穴，膀胱经三焦俞穴、肾俞穴、志室穴、胃俞穴。

刮痧搭档

方法一：有腰酸、腿沉、乏力者，每天用双手掌摩擦腰部肾俞穴100下。

方法二：下肢寒凉者，每天用清艾条灸膝眼穴、阳陵泉穴各5~10分钟。

方法三：膝关节疼痛者，每天按摩血海穴、梁丘穴、阳陵泉穴各3分钟。

方法三：刮拭下肢穴位

用拍打法刮拭膝窝膀胱经委阳穴、阴谷穴。

> **美丽小提示**
>
> 黄褐斑难祛除的原因是色斑沉着往往是在皮肤的基底层，美容祛斑产品的有效成分很难到达基底层。面部刮痧能疏通经络，改善肌肤组织的微循环，加速使皮肤色泽加深的代谢废物分解，并从皮肤下面的静脉血液中输送走，同时新鲜、洁净的含有丰富营养物质的血液源源不断地供应皮肤细胞，这就是面部刮痧美白祛斑的原理。

酒渣鼻

　　酒渣鼻的主要症状是鼻部出现红斑、丘疹,时间长了还会出现脓疱、长出赘肉。酒渣鼻最开始的症状是鼻子和鼻子周围油腻、长出红斑,慢慢地鼻部毛细血管开始扩张,以鼻尖、鼻翼处最明显。进食辛辣和热量高的食物后或精神紧张时,症状会更为明显。

　　胃肠功能障碍,如消化不良、长期便秘;内分泌失调,心脏或肝脏疾病;饮酒过量和过食辛辣食物,如酒、辣椒;或受外部环境温度刺激,均可引起酒渣鼻。另外,也可能与毛囊虫寄生有一定关系。中医认为,此病与饮食所伤,脾胃积热,肺经蕴热化火导致瘀血阻滞有关。酒渣鼻部位不做局部刮拭。

刮痧部位

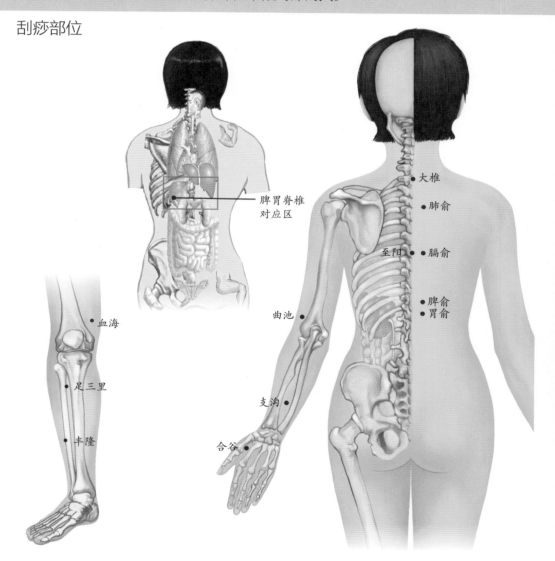

脾胃脊椎对应区

大椎

肺俞

膈俞

至阳

脾俞
胃俞

曲池

支沟

合谷

血海

足三里

丰隆

刮拭方法

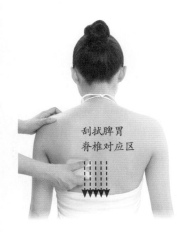

刮拭脾胃脊椎对应区

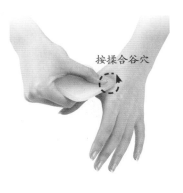

按揉合谷穴

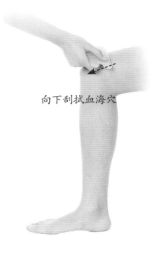

向下刮拭血海穴

方法一:
刮拭背部全息穴区及穴位

用面刮法和双角刮法从上向下刮拭背部脾胃脊椎对应区。重点刮拭督脉大椎穴至至阳穴,膀胱经肺俞穴、膈俞穴、脾俞穴、胃俞穴。

方法二:
刮拭上下肢经穴

用面刮法从上向下刮拭上肢大肠经曲池穴,三焦经支沟穴,下肢胃经足三里穴至丰隆穴,及脾经血海穴,平面按揉合谷穴。

美丽小验方

1. 鲜冬瓜瓤或鲜仙人掌适量,捣烂取汁涂患处,每天数次,连续涂用。

2. 鲜荸荠洗净,从中间剖开,以切面反复涂擦患处,使白粉浆涂满鼻头,每晚睡前1次,第二天早晨起床后洗去。

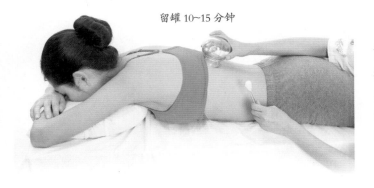

留罐10~15分钟

刮痧搭档

拔罐有清热解毒祛湿的功效。在背部脾俞穴、胃俞穴处拔罐,留罐10~15分钟,有清利湿热、健脾理气功效。

黑眼圈

　　有黑眼圈的女性往往还有下面这些症状：睡眠不足、腰酸腰痛、月经不调、精力减退等。小症状可能潜藏大隐患，黑眼圈是肾虚的表现，往往是妇科疾病、肠胃疾病的先兆。

刮痧部位

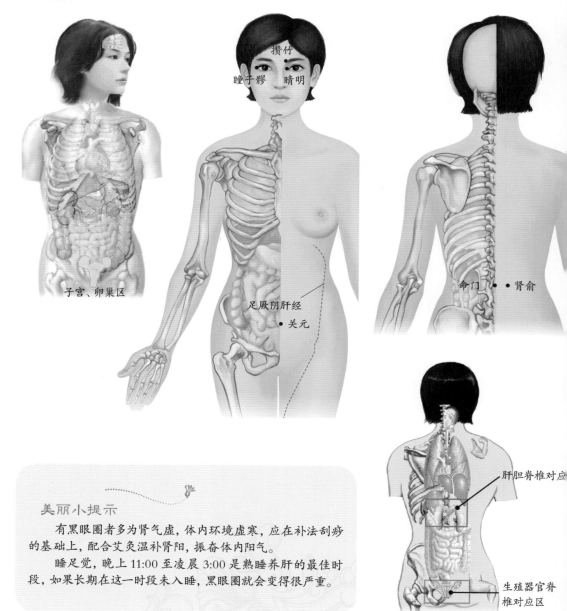

子宫、卵巢区

攒竹

瞳子髎　睛明

足厥阴肝经

关元

命门　肾俞

肝胆脊椎对应

生殖器官脊椎对应区

美丽小提示

　　有黑眼圈者多为肾气虚，体内环境虚寒，应在补法刮痧的基础上，配合艾灸温补肾阳，振奋体内阳气。

　　睡足觉，晚上 11:00 至凌晨 3:00 是熟睡养肝的最佳时段，如果长期在这一时段未入睡，黑眼圈就会变得很严重。

刮拭方法

方法一：**刮拭眼周穴位**

按照面部刮痧的方法和顺序刮拭面部，重点刮拭眼周穴位。

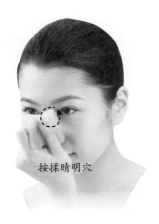

按揉睛明穴

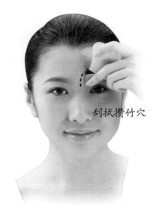

刮拭攒竹穴

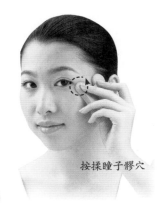

按揉瞳子髎穴

1 内眼角肤色晦暗者，用垂直按揉法按揉睛明穴，左右、上下皮内移动，寻找睛明穴下的阳性反应点，并做重点按揉10~15下。

2 用推刮法从睛明穴沿鼻旁膀胱经向上缓慢推刮至攒竹穴，仔细寻找并重点刮拭膀胱经及攒竹穴阳性反应点10~15下。

3 下眼睑肤色青暗或晦暗者，先按上法刮拭睛明穴，再用刮痧板长弧边以推刮法从睛明穴沿下眼眶向外经肝经处刮至外眼角瞳子髎穴，重点刮拭下眼眶中部肝经循行部位，寻找并刮拭阳性反应点10~15下。

方法二：

刮拭背部、腹部全息穴区

用面刮法和双角刮法自上而下刮拭肝胆、生殖器官的脊椎对应区。用面刮法从上向下刮拭小腹部子宫、卵巢体表投影区。

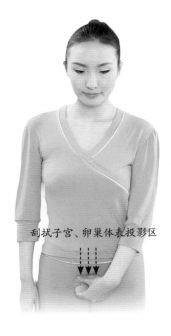

刮拭子宫、卵巢体表投影区

刮痧搭档

方法一：每天用双手掌摩擦肾俞穴、志室穴各3分钟。

方法二：如有怕冷、腰膝酸痛及腹中冷痛者，提示阳气不足的同时还存在血瘀的情况，可以增加艾灸肾俞穴、命门穴和关元穴温通血脉，温补肾阳。

眼袋

　　眼袋是脾胃气虚的表现。眼袋松弛、下垂，皱纹明显者是脾虚的表现，多有食欲减退、消化功能减弱、腹胀或便秘等症状。眼袋饱满鼓胀者食欲旺盛，提示脂肪代谢紊乱，有血脂增高的迹象。眼袋时间长而明显者要警惕动脉硬化症，应当去医院检查，以尽早发现和治疗。

　　祛除眼袋刮痧技巧：祛除轻微的眼袋或预防眼袋，用平面按揉法按揉和推刮法刮拭，速度要缓慢，控制在平静呼吸时一呼一吸2~3下。用推刮法刮拭下眼睑时，每次前进距离要短，在2~3毫米之间，两下刮拭之间刮痧板要离开皮肤，避免连续拉扯皮肤，使眼睑皮肤松懈。

刮痧部位

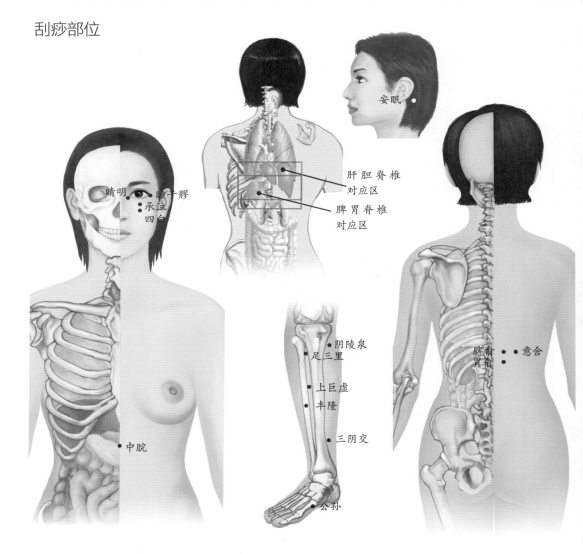

安眠

睛明
瞳子髎
承泣
四白

肝胆脊椎
对应区

脾胃脊椎
对应区

阴陵泉
足三里

上巨虚
丰隆

三阴交

中脘

公孙

脾俞　　意舍
胃俞

刮拭方法

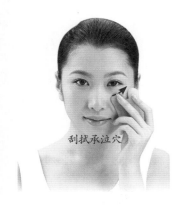

刮拭承泣穴

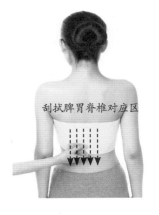

刮拭脾胃脊椎对应区

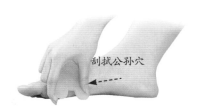

刮拭公孙穴

方法一：刮拭面部穴位

按照面部刮痧的方法和顺序刮拭面部，重点刮拭眼周区。

1 用垂直按揉法按揉睛明穴，用推刮法刮拭承泣穴、四白穴、瞳子髎穴，重点寻找眼袋部位沙砾结节状的阳性反应点，每个部位刮拭 5 下。

2 用平面按揉法按揉眼袋部位的痛点及结节，每个部位按揉 5 下。

方法二：刮拭背部全息穴区及穴位

用面刮法和双角刮法自上而下刮拭脾胃脊椎对应区，重点刮拭膀胱经脾俞穴、意舍穴、胃俞穴。用平刮法从内向外沿肋骨走向刮拭背部左侧脾脏体表投影区。眼袋鼓胀饱满者应加刮右侧肝胆体表投影区。

方法三：刮拭下肢经穴

用面刮法从上向下刮拭或平面按揉法按揉足三里穴、阴陵泉穴、公孙穴、三阴交穴，眼袋鼓胀饱满者加刮丰隆穴、上巨虚穴。

刮痧搭档

方法一：失眠者容易眼睑浮肿，眼袋早生。将大拇指的指腹放在安眠穴所在处，对其进行按揉，每次可按揉 5~10 分钟。此法有安眠作用，另外，睡得好对于预防眼袋是非常有帮助的。

方法二：眼袋松弛、体虚者用补法刮痧的同时，每天按摩阴陵泉穴、足三里穴各 3 分钟。

方法三：眼袋饱满、鼓胀、体内多痰湿者，在刮痧的基础上，每天用清艾条灸中脘穴、丰隆穴各 5~10 分钟。

> **美丽小提示**
>
> 多食健脾食物：粳米、糯米、西米、薏苡仁、白扁豆、大枣、芡实、菱角、莲子肉、栗子、藕、香菇。
>
> 不要吸烟喝酒。因为吸烟会使皮肤细胞处于缺氧状态，从而导致眼袋的形成；喝酒会使血管一时扩张，脸色红晕，但很快便会使血管收缩，造成眼圈周围暂时性缺血缺氧，日久便会形成明显的眼袋。

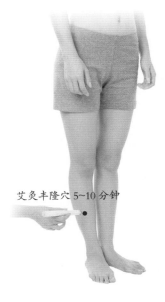

艾灸丰隆穴 5~10 分钟

痤疮

　　痤疮又称粉刺，俗称"青春痘"，是一种常见的慢性毛囊、皮脂腺炎症性皮肤病，多发于油性皮肤，与饮食不节、精神压力过大、内分泌失调、便秘有关。中医认为，痤疮原因复杂，与经络气血失调、热毒内蕴，或阴虚内热以及湿热、痰湿、血瘀都有一定关系。正因为如此，每个人的脏腑气血状态不同，所以面部的痤疮部位、形态才有明显的差异。刮痧治疗痤疮采用釜底抽薪之法，一般不做面部刮痧，只做身体刮痧。因为面部痤疮是"火苗"，体内经络脏腑器官才是"火源"。面部痤疮消失之后，可以做面部刮痧，有利于尽快消除皮肤遗留的痘痕。

刮痧部位

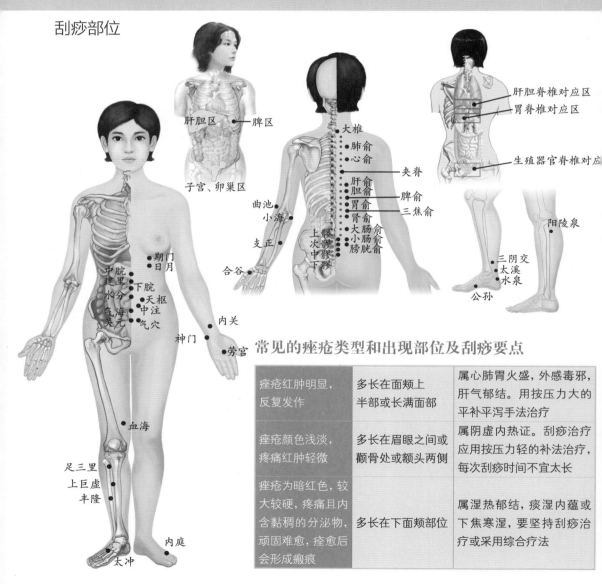

常见的痤疮类型和出现部位及刮痧要点

痤疮红肿明显，反复发作	多长在面颊上半部或长满面部	属心肺胃火盛，外感毒邪，肝气郁结。用按压力大的平补平泻手法治疗
痤疮颜色浅淡，疼痛红肿轻微	多长在眉眼之间或颧骨处或额头两侧	属阴虚内热证。刮痧治疗应用按压力轻的补法治疗，每次刮痧时间不宜太长
痤疮为暗红色，较大较硬，疼痛且内含黏稠的分泌物，顽固难愈，痊愈后会形成瘢痕	多长在下面颊部位	属湿热郁结，痰湿内蕴或下焦寒湿，要坚持刮痧治疗或采用综合疗法

满面痤疮

反复发作的满面痤疮多与六腑热盛，特别是肠胃蕴热有关，多伴有口渴、口臭、食多便少、排便不畅、尿黄少。

刮拭方法

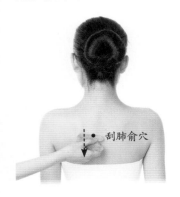

刮拭丰隆穴

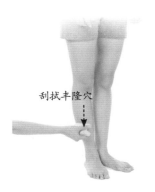

刮肺俞穴

方法一：刮拭背部穴位

用面刮法刮拭督脉大椎穴，奇穴夹脊穴，膀胱经肺俞穴、脾俞穴、胃俞穴、三焦俞穴、大肠俞穴。

方法二：刮拭上下肢穴位

用面刮法从上向下刮拭上肢大肠经曲池穴、合谷穴，下肢胃经丰隆穴。

刮痧搭档

方法一：在曲池穴、胃俞穴、三焦俞穴处拔罐，留罐 10~15 分钟。

方法二：痤疮颜色鲜红、疼痛明显、数量多者，刮痧后消毒大椎穴、心俞穴处皮肤，用一次性采血针刺络后，拔罐 5 分钟。

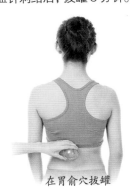

在胃俞穴拔罐

两颊下部痤疮（下焦湿热）

两颊下部痤疮提示下焦腹腔大小肠或肾脏、膀胱及生殖器官有湿热，可有白带多、色黄及下肢沉重乏力的症状。

刮拭方法

在"下颌痤疮"刮拭方法的基础上（见第 99 页），加刮背部膀胱经三焦俞穴、肾俞穴、大肠俞穴、小肠俞穴、膀胱俞穴。

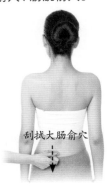

刮拭大肠俞穴

刮痧搭档

方法一：痤疮色暗红，较大、密集，反复不愈者，在刮痧的基础上，每天用清艾条灸血海穴、阳陵泉穴各 5~10 分钟。

方法二：痤疮色鲜红、疼痛明显者，用按压力大的手法刮痧，在膀胱俞穴、气海穴处拔罐。

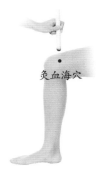

灸血海穴

额头痤疮

两眉之间色浅淡、疼痛不明显、反复发作的痤疮多为肺经有虚火，常伴有气短、口干、咽痛症状。额头两侧的痤疮多为肝胆热盛、郁而化火，常伴有焦虑、失眠、口苦等症状。

刮拭方法（具体经穴位置见第94页图示）

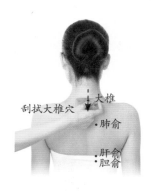

刮拭大椎穴
大椎
肺俞
肝俞
胆俞

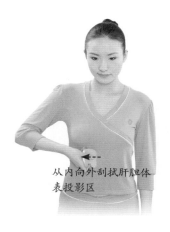

从内向外刮拭肝胆体表投影区

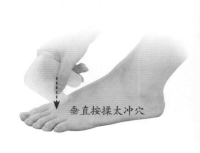

垂直按揉太冲穴

方法一：刮拭背部穴位

用面刮法从上向下刮拭督脉大椎穴，膀胱经肺俞穴、肝俞穴、胆俞穴。

方法二：刮拭肝胆体表投影区

用平刮法从内向外沿肋骨走向刮拭右胁肋部和右背部肝胆体表投影区。

方法三：刮拭上下肢穴位

用面刮法从上向下刮拭上肢曲池穴，用垂直按揉法按揉足部太冲穴。

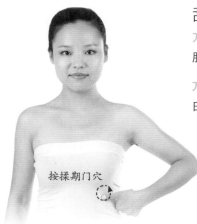

按揉期门穴

刮痧搭档

方法一：额头部痤疮颜色鲜红、炎症明显、密集者，刮痧后，消毒胆俞穴、胃俞穴的皮肤，用一次性采血针刺络，针刺后拔罐5分钟。

方法二：额头部痤疮颜色淡红、数量少者，用补法刮痧，每天按揉日月穴、期门穴。

面颊痤疮

面颊痤疮是心与小肠热盛导致的，它与心理压力较大、食多、饮水少有关。常伴有急躁、郁闷、腹胀、口干、尿黄、便秘等症状。

刮拭方法（具体经穴位置见第94页图示）

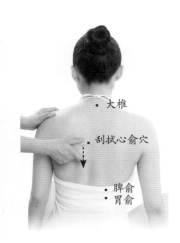

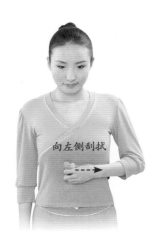

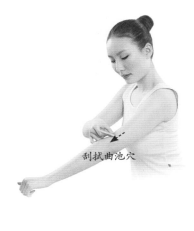

方法一：刮拭背部穴位

用面刮法从上向下刮拭督脉大椎穴，膀胱经心俞穴、脾俞穴、胃俞穴、小肠俞穴。

方法二：刮拭脾脏体表投影区

用平刮法从内向外沿肋骨走向刮拭左胁肋部、左背部脾脏体表投影区。

方法三：刮拭上下肢穴位

用面刮法从上向下刮拭上肢小肠经小海穴、支正穴，大肠经曲池穴、合谷穴。

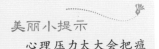

美丽小提示

心理压力太大会把痘痘"挤出来"，实际上是过度紧张的神经疏忽了对内分泌的有效调节，最终导致皮肤油脂分泌失调，为痘痘的出现创造了条件。太大的心理压力也会扰乱生理激素的分泌，所以长期处于紧张状态和压力之下的女性会很容易衰老，聪明的女人必须学会调节工作和生活，适时给自己放心理假。

刮痧搭档

方法一： 面颊部痤疮颜色暗红、较大、反复不愈者，刮痧后，消毒背部心俞穴皮肤，用一次性采血针刺络后，拔罐5分钟。

方法二： 痤疮色浅淡者，用补法刮痧，每天按摩神门穴、内关穴、劳宫穴各3分钟。

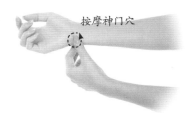

口唇周围痤疮

口唇周围长痤疮者常伴有食欲旺盛、腹胀、口臭、口渴、便秘、月经不调。

刮拭方法（具体经穴位置见第 94 页图示）

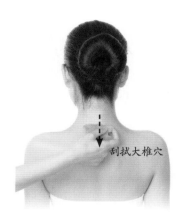

刮拭大椎穴

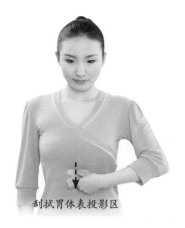

刮拭胃体表投影区

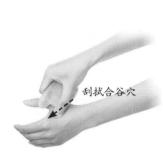

刮拭合谷穴

方法一：刮拭背部穴位

用面刮法从上向下刮拭督脉大椎穴，膀胱经脾俞穴、胃俞穴、大肠俞穴。

方法二：刮拭脾胃全息穴区及穴位

用平刮法从内向外沿肋骨走向刮拭左胁肋部脾脏和左背部脾脏体表投影区。用面刮法从上向下刮拭胃体表投影区，重点刮拭中脘穴、下脘穴、关元穴。

方法三：刮拭上下肢穴位

用面刮法从上向下刮拭大肠经曲池穴、合谷穴，下肢胃经丰隆穴，脾经公孙穴。

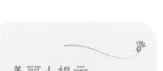

美丽小提示

战痘饮食全攻略

1. 饮食要清淡，多吃富含维生素、纤维素的食物。

2. 每天喝够 8 杯水，有助于加速体内代谢产物的排出，减少毒素的蓄积，有助于保持皮肤光洁无痘。

3. 避免睡前进食过多，肠胃等消化器官运动减慢，不利于营养的消化吸收和代谢物的排出，皮肤容易出问题。

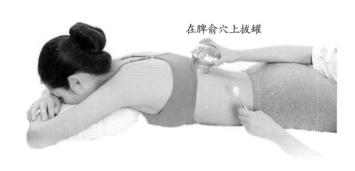

在脾俞穴上拔罐

刮痧搭档

方法一： 痤疮颜色鲜红、较大、密集者，用按压力大的手法刮痧，在脾俞穴、大肠俞穴处拔罐。

方法二： 痤疮色浅淡、稀疏者，用补法刮痧后，每天按揉天枢穴、上巨虚穴、内庭穴。

下颌痤疮

女性下颌部痤疮反复发作，并且易在月经期前加重，为内分泌失调，常伴有月经不调的症状。顽固难愈者应警惕多囊卵巢，去医院做妇科检查进一步确诊。

刮拭方法（具体经穴位置见第 94 页图示）

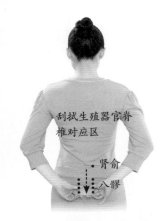

方法一：刮拭背部全息穴区及穴位

用面刮法和双角刮法刮拭生殖器官脊椎对应区，重点刮拭肾俞穴、八髎穴。

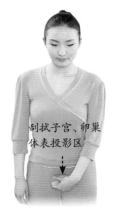

方法二：刮拭腹部全息穴区及穴位

用面刮法从上向下刮拭子宫、卵巢体表投影区，重点刮拭中注穴至气穴，建里穴至水分穴。

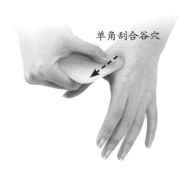

方法三：刮拭上下肢穴位

用面刮法从上向下刮拭曲池穴、丰隆穴，单角刮合谷穴、太溪穴和水泉穴。

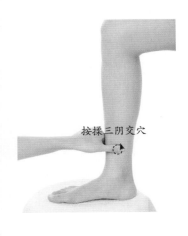

刮痧搭档

方法一：痤疮色鲜红、疼痛明显、密集者，用按压力大的手法刮痧的同时，在膀胱俞穴、次髎穴处拔罐。

方法二：痤疮反复发作，色暗红、较大、密集，小腹寒凉者，在刮痧的基础上，每天用清艾条灸关元穴、曲池穴、足三里穴各 5~10 分钟。

方法三：痤疮色浅淡、较小、稀疏者，用补法刮痧，每天按揉三阴交穴 3~5 分钟。

汗管瘤

汗管瘤是由脂肪代谢障碍所引起的人体表皮小汗腺导管的一种腺瘤，好发于眼睑及面颊部，以硬韧的小丘疹为主要表现，与内分泌、妊娠、月经及家族遗传等因素有关。过度劳累，月经期或内分泌失调时，皮疹可逐渐增多或增大或数个融合成一个大的结节性汗管瘤。中医认为，此病多由肌肤腠理毛孔不密，风热邪毒侵入皮肤，或人体肝虚血燥，筋气不荣，郁积皮肤而致。

刮痧部位

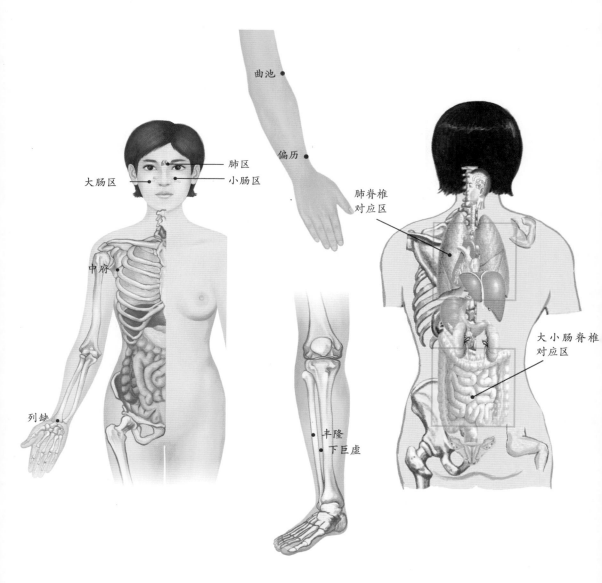

曲池

偏历

肺区

大肠区

小肠区

中府

列缺

肺脊椎对应区

大小肠脊椎对应区

丰隆

下巨虚

刮拭方法（具体经穴位置见第 94 页、第 100 页图示）

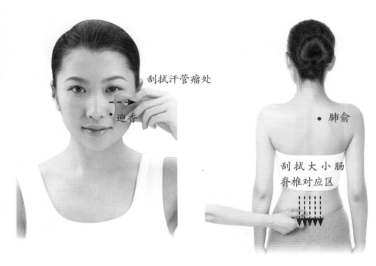

刮拭汗管瘤处

迎香

肺俞

刮拭大小肠
脊椎对应区

方法一：

刮拭面部全息穴区及穴位

清洁面部皮肤，涂刮痧乳后，按照面部刮痧的方法，重点刮拭眼周区。

1 用推刮法刮拭额头肺区、大小肠区、迎香穴和汗管瘤处。

2 用平面按揉法按揉汗管瘤处的阳性反应点。

方法二：

刮拭背部全息穴区及穴位

用面刮法和双角刮法刮拭肺、大小肠的脊椎对应区，重点刮拭督脉膀胱经肺俞穴、大肠俞穴。用单角刮法从上向下刮拭肺经中府穴。

方法三：刮拭上下肢穴位

用面刮法从上向下刮拭上肢肺经列缺穴，大肠经曲池穴、偏历穴，下肢胃经丰隆穴至下巨虚穴。

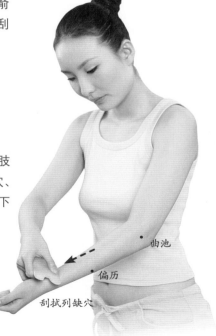

曲池

偏历

刮拭列缺穴

如果说一张精致洁净的脸给人舒服和美感，那么一双明亮的眼睛、一口洁白整齐的牙齿和一头浓密如云的秀发，则会起到锦上添花的作用，让你『回眸一笑百媚生』。

刮出明眸善睐

眼睛是"心灵的窗户"，是身体精气神在面部的汇聚点。眼睛明亮与否与肝、肾精气是否充足有关。

刮痧部位

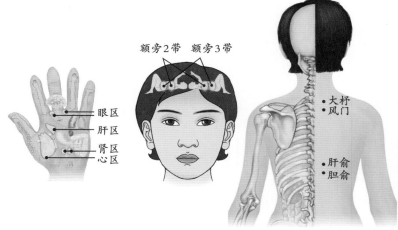

额旁2带　额旁3带

眼　区
肝　区
肾　区
心　区

大杼
风门
肝俞
胆俞

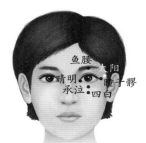

鱼腰
太阳
睛明
瞳子髎
承泣
四白

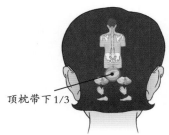

顶枕带下1/3

眼神变化与健康的关系

黑白分明、神采奕奕、转动灵活	提示五脏精气充足
瞳孔缩放自如	提示肾的精气充盛
黑眼球清澈	提示肝血足，解毒能力强
白眼球清澈	提示肺气充足
眼睑肌肉紧致，开合自如	提示脾气足

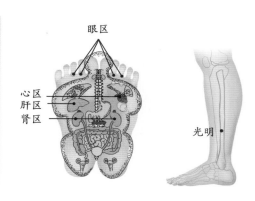

眼区
心区
肝区
肾区

光明

刮拭方法

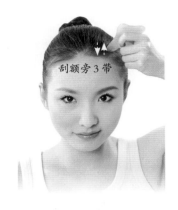

刮额旁3带

方法一：刮拭头部穴区

以厉刮法刮拭额头处额旁2带和3带，后头部顶枕带下1/3处。

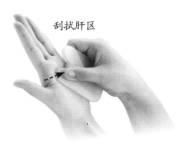

刮拭肝区

方法二：刮拭手部、足部全息穴区

用平面按揉法分别按揉手掌和脚掌眼区。用面刮法刮拭两手掌肝区和心区、肾区及右足底肝区，左足心区和两足肾区。

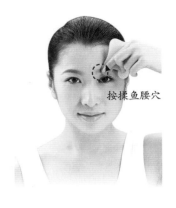

按揉鱼腰穴

方法三：刮拭眼睛周围穴位

按面部刮痧要求，用垂直按揉法按揉睛明穴，以平面按揉法按揉鱼腰穴、瞳子髎穴、太阳穴，再按揉下眼眶承泣穴、四白穴。

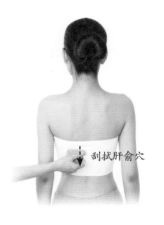

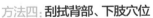

刮拭肝俞穴

方法四：刮拭背部、下肢穴位

以面刮法自上而下刮拭膀胱经肝俞穴、胆俞穴。并刮拭小腿外侧胆经光明穴。

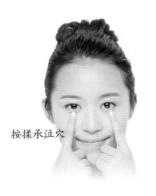

按揉承泣穴

刮痧搭档

洗净双手，用食指的指腹对承泣穴轻轻按揉，每次可以按揉3~5分钟，每天可按揉1~2次。承泣穴是胃经上的穴位。对此穴位进行按揉有清热明目功效。

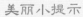

美丽小提示

多吃富含维生素A的食物，如动物肝脏、鸡蛋、胡萝卜等，常喝一些明目平肝的茶饮，比如菊花茶、枸杞茶（枸杞泡水）等。平时看书、看电脑40分钟左右应休息一下，将视线转向别处，由近渐远，多看些绿色植物，有助于调节疲劳的眼肌。另外，不要熬夜用眼。

刮出珍珠贝齿

每天认真刷牙和定期洗牙能拥有洁白的牙齿，而整齐的牙齿则要依靠肾气充足以及健康的牙龈。经常刮拭面部紧邻上下牙龈处和下颌部位的经穴可以促进局部气血循环，保护牙龈健康，牙齿坚固。

刮痧部位

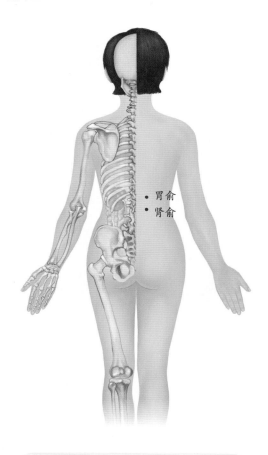

胃俞
肾俞

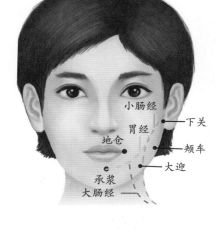

小肠经
胃经　——　下关
地仓　——　颊车
　　　——　大迎
承浆
大肠经

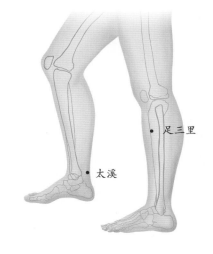

足三里

太溪

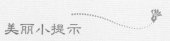

美丽小提示

　　牙齿神经很敏感，要避免过冷、过热、过酸的刺激。食物残渣留在牙上会损害牙釉质，所以要养成饭后漱口，早晚刷牙的好习惯。平时上下齿多做互叩运动，也是坚固牙齿的妙招。

刮拭方法

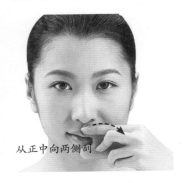

从正中向两侧刮

方法一：刮拭唇部大肠经、胃经

用刮痧板角部从上唇正中分别向两侧刮拭大肠经部位。同样从下唇正中分别向两侧刮拭胃经部位。

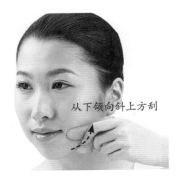

从下颌向斜上方刮

方法二：刮拭下颌处

将刮痧板角部骑跨在下颌处，先刮拭下颌正中任脉部位，再从下颌正中分别向两侧刮拭。重点刮拭下颌骨胃经、大肠经处。

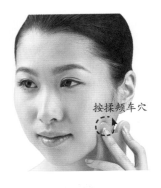

按揉颊车穴

方法三：刮拭面部穴位

用平面按揉法按揉下关穴、颊车穴、大迎穴、地仓穴、承浆穴。按压力度要渗透至牙龈部位。

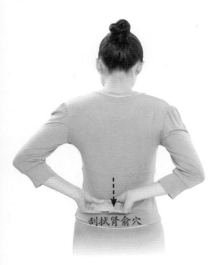

刮拭肾俞穴

方法四：刮拭背部穴位

以面刮法分段自上而下依次刮拭脊椎两侧膀胱经胃俞穴、肾俞穴。

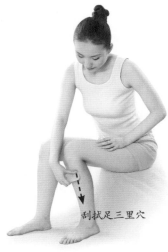

刮拭足三里穴

方法五：刮拭下肢穴位

以面刮法刮拭足三里穴，按揉太溪穴。

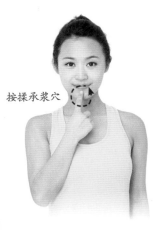

按揉承浆穴

刮痧搭档

用食指的指腹经常对承浆穴、颊车穴进行按揉，并依次按揉两穴之间胃经循行的部位。按揉胃经及其穴位，使按揉的渗透力达至牙龈，可以改善牙龈的血液循环，解毒消炎，还有助于促进气血的化生。气血足了，牙齿得到了滋养，自然有助于牙齿的坚固。

刮出如云秀发

人们用"云鬓""瀑布"来形容美丽的秀发，健康头发应该是乌黑、亮丽、浓密的。适度的头部刮痧刺激可以改善毛囊、皮脂腺周围的微循环，使秀发及时获得营养，没有代谢产物堵塞之苦，从而可以保持亮丽、乌黑和浓密。

刮痧部位

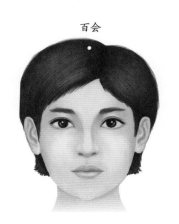

百会

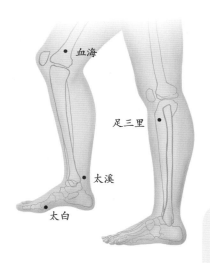

血海

足三里

太溪

太白

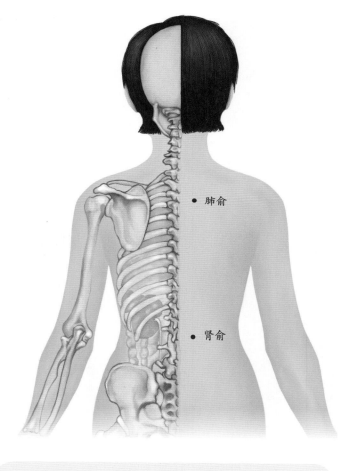

肺俞

肾俞

美丽小提示

烫发、染发、天天洗发，这些都有损发质。夏天出门时应戴一顶凉帽或者撑把遮阳伞。平时洗完头发，最好让头发自然干。还可以吃些补肾养发的食物，比如黑芝麻、核桃等。少吃辛辣、油腻、过甜或过咸的食物。

刮拭方法

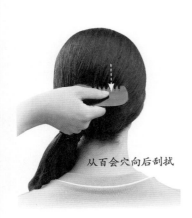

从百会穴向后刮拭

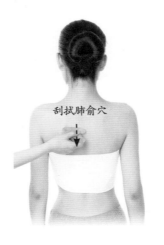

刮拭肺俞穴

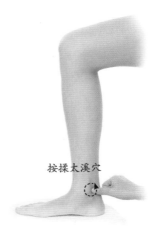

按揉太溪穴

方法一：**刮拭全头**

先找到百会穴，每天早晨用刮痧板梳先从百会穴向前发际处刮拭，然后再从百会穴向后下方刮至后发际处，最后将刮痧板梳竖放在侧头部发际处，从前向后下方刮拭至颈部发际处，每个部位刮拭20~30下。

方法三：**刮拭下肢穴位**

以面刮法自上向下刮拭下肢胃经足三里穴，脾经血海穴。

方法二：**刮拭背部穴位**

以面刮法自上而下依次刮拭脊椎两侧膀胱经肺俞穴、肾俞穴。

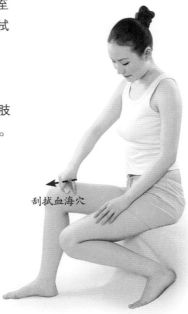

刮拭血海穴

刮痧搭档

方法一：将大拇指的指腹放在太溪穴上，对穴位进行按揉。每天按摩 1~2 次，每次 5 分钟。按摩此穴有滋肾阴功效。头发的色泽由肾所主，若想头发乌黑，不过早生白发，就经常按揉此穴位，防止肾虚。

方法二：用食指的指腹对太白穴进行按揉，每次按揉 5 分钟，有健脾补肺功效。皮毛由肺所主，与脾胃的气血化生功能也密切相关。对此穴位进行按揉，可加强脾与肺的生理功能，自然也就可以使头发更柔顺。

方法三：双手十指弯曲放在前额发际处，十指指尖向头皮内施压，同时从前向后下方梳理，每天梳理 3 分钟。

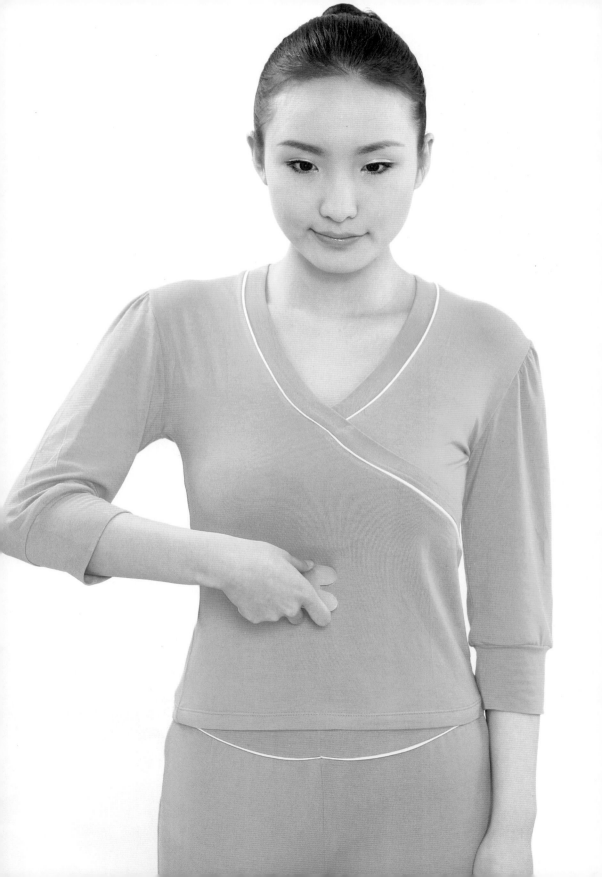

第四章
纤体塑身，让曲线更优美

　　苗条的身材是每个女性的梦想，这不仅包括秀气的瓜子脸、修长的明星腿、性感的小腰腹，还包括骨感的肩背、完美的翘臀、迷人的胸形。刮痧不仅可以帮助减肥，更有很好的塑身功效，而且可以随时随地轻松操作，非常适合工作繁忙的白领女性。

　　刮拭刺激是对皮、脉、肉、筋、骨的总动员，特别是渗入肌肉之中的按压力可以促使肌肉和脂肪运动，改善微循环，代谢掉多余的水分，促进脂肪的代谢分解，达到局部减肥、塑身的功效。针对肥胖的不同原因，刮拭相应经脉穴位，可以激活脏腑自身的调节能力，促进新陈代谢，实现标本兼治的减肥塑身效果。在刮痧的同时，可以加强肌肉的主动运动，与刮痧被动运动肌肉的作用相结合，增加肌肉的力量，能更快地实现减肥塑身的效果。因此，在介绍刮痧方法的同时，本书还介绍了增加肌肉力量的主动运动方法。

　　刮拭对经脉、脏腑具有双向调节作用，不但可以减肥，对于脾胃虚弱引起的过于消瘦还有增重作用。

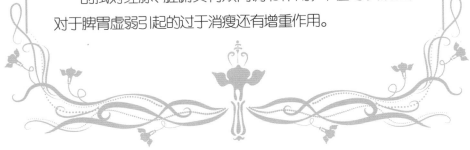

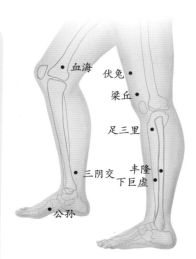

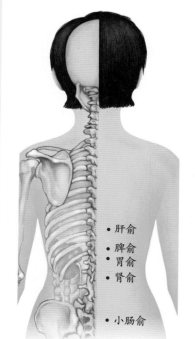

减肥纤体，恢复曲线

肥胖不仅影响工作、生活，给人带来形体的美观烦恼，更重要的是对身体健康也会带来一系列不良影响，常诱发高血压、高脂血症、糖尿病、冠心病等，是很多疾病的温床；对生长发育不利，使人体免疫功能降低等；可导致内分泌系统和代谢紊乱。

肥胖有多种原因，首先与体质和遗传有关，其次大部分人肥胖与生活方式有关，如暴饮暴食、饮食不节制、多食高脂肪膳食、运动过少，致使摄入大于消耗，多余的热量变为脂肪储存起来。按照下面方法刮痧，刺激经穴，可以健脾益气，调节脏腑，激发和恢复机体自身的调节功能，消耗掉多余的脂肪。刮痧被动运动肌肉、脂肪，如能和主动运动、健康的生活方式结合，对生理性肥胖定会有良好的减肥纤体效果。

刮拭方法

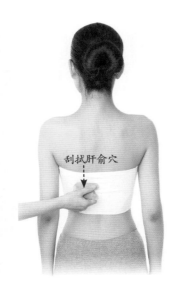

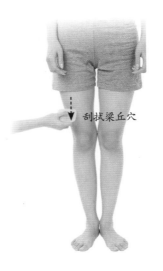
刮拭梁丘穴

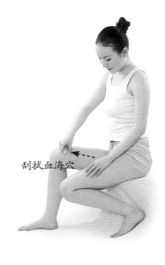
刮拭血海穴

方法一：刮拭背部穴位

用面刮法从上向下刮拭背部膀胱经肝俞穴、脾俞穴、胃俞穴、肾俞穴至小肠俞穴。

方法二：刮拭下肢胃经穴位

用面刮法从上向下刮拭下肢胃经伏兔穴至梁丘穴、足三里穴至下巨虚穴、丰隆穴。

方法三：刮拭下肢脾经穴位

用面刮法从上向下刮拭下肢脾经血海穴至三阴交穴、公孙穴。

刮痧搭档

胃肠有热要控制饮食，尽量少食高脂肪、高热量、高糖食物，选择低热量、高蛋白、低碳水化合物的食物。无论哪种证型均要加强体育锻炼，增加运动以消耗热量，燃烧脂肪。刮痧减肥必须持之以恒。

美丽小提示

标准体重与超重

成人标准体重 BMI 指数（kg/m²）= 体重（千克）÷ 身高（米）²

正常体重：体重指数 = 18~25

超重：体重指数 = 25~30

轻度肥胖：体重指数 > 30

中度肥胖：体重指数 > 35

重度肥胖：体重指数 > 40

腰围

青年男士腰围（肚脐水平）80~85 厘米、中年 85~90 厘米、老年 90 厘米左右（不超过 95 厘米）是合适范围。女性相应减 5 厘米即可。

增重纤体，让骨感变丰满

在很多人为减肥而发愁时，也有一部分人为不能增重而苦恼。这些人过于消瘦，胸部扁平，整个身体缺乏应有的曲线，只有『骨感』。体重过轻，缺乏足够的脂肪，不仅优美的曲线会消失，还严重地影响着健康。脂肪是维持基本生命体征所必需的重要营养素之一。脂肪还有储存能量，营养脏腑器官，御寒，抗御病邪，产生多种调节身体激素的重要作用。过度消瘦会降低机体抵抗力，影响正常脏腑功能，会引发不孕症、闭经。因为中医经络有双向调节的作用，按照『减肥纤体』的部位刮痧，但是改为按压力小、速度慢的补法刮拭，可改善非病理性消瘦，将脾胃有关的重点穴位经常按揉，即会有健脾益气、增强脾胃消化吸收机能的增重作用。

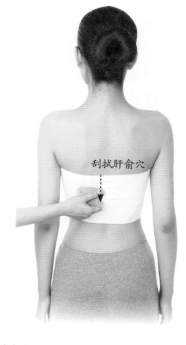

刮拭肝俞穴

刮拭方法

方法一： 胃阴虚内热的患者，食欲旺盛，五心烦热，口干而少饮，喜冷饮，怕热。要用平补平泻法刮拭第 110 页图示的穴位。

方法二： 脾胃虚弱的患者，肌肉消瘦、松懈，神疲乏力，心悸气短，大便溏薄，面部萎黄欠光泽。要用按压力轻的补法刮拭以上穴位，不可追求出痧，对足三里穴、梁丘穴、公孙穴、三阴交穴、脾俞穴、胃俞穴、阴陵泉穴要多用平面按揉法。（具体经穴位置见第 110 页图示）

刮痧搭档

胃阴虚内热证要控制饮食，多饮水。脾胃虚弱者要均衡饮食，少量多餐，保证足够的热量。无论哪种证型均要加强体育锻炼，增加运动，以增强肌肉力量。刮痧健脾增重必须持之以恒。

刮痧部位

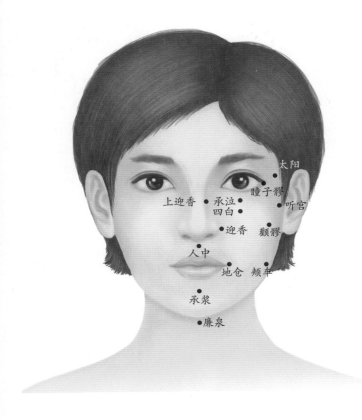

太阳
瞳子髎
听宫
上迎香　承泣
四白
迎香　　颧髎
人中　　　　颊车
　　地仓
承浆
廉泉

收紧脸部线条，轻松变为瓜子脸

用手捏捏自己脸的两边，如果肌肉松懈，有很多脂肪，通过刮痧可以让肌肉紧致，并消耗掉过多的脂肪和水分，从而达到收紧脸部线条的目的，同时，还能改善和提亮肤色。

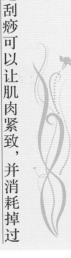

刮拭方法

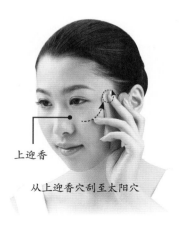

上迎香

从上迎香穴刮至太阳穴

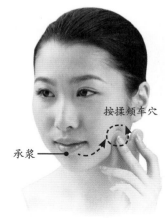

按揉颊车穴

承浆

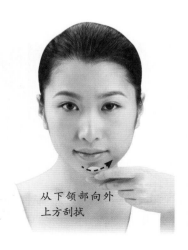

从下颌部向外
上方刮拭

方法一：刮拭、按揉面部经穴

1 用平面按揉法按揉上迎香穴，用长弧边以平刮法从上迎香穴经承泣穴、四白穴，向外上方刮至太阳穴，用平面按揉法按揉太阳穴。再用同样的方法从迎香穴沿颧骨内下方颧髎穴，向外上方刮至听宫穴，用平面按揉法按揉听宫穴。

2 用平面按揉法按揉人中穴，以平刮法沿上唇分别向两侧刮至嘴角地仓穴，用平面按揉法按揉地仓穴。用同样的方法先平面按揉承浆穴，再分别从承浆穴经嘴角刮至颊车穴，用平面按揉法按揉颊车穴。

方法二：用摩刮法、提拉法提升收紧面部肌肉

以摩刮法按从下向上的顺序摩面，即将刮痧板平贴在皮肤上，将按压力渗透至面部肌肉深部，自下颌部向外上方均匀、缓慢、柔和地连续做旋转移动刮拭。再以提拉法分别从廉泉穴、承浆穴、地仓穴、人中穴、迎香穴、上迎香穴、瞳子髎穴为起点向面颊外上方、额头部位做提升刮拭，可以提升、收紧肌肉，瘦脸，重塑面部轮廓。

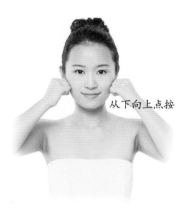

从下向上点按

刮痧搭档

方法一：两手握空拳，将手指第1指关节与第2指关节之间的部位放到脸上，可以从下到上进行点按，力度适中。每次可点按1~3分钟。可促进脸部的气血循环，从而起到收紧脸部肌肉功效。

方法二：早晨洗完脸后，轻轻咬合牙齿，将大拇指以外的四指并拢，放在脸上，轻柔地进行拍打，每次可拍打1~3分钟。经常对脸部进行拍打，不仅有助于收紧脸上肌肉，同时还有除皱防衰功效。

刮痧部位

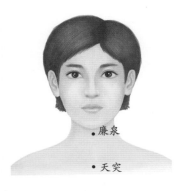

· 廉泉

· 天突

刮痧搭档

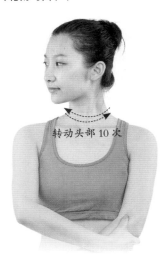

转动头部10次

刮拭方法

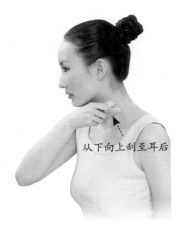

从下向上刮至耳后

方法一：将下巴略微抬起，大拇指以外的四指并拢，将四指指背部分别放到颈椎两侧，先上下进行摩擦，然后再左右进行摩擦，每次可摩擦10次。可促进血液循环，改善颈部酸痛，预防皱纹出现。

清洁颈部后，在前颈涂上适量美容刮痧乳，然后用刮痧板长边从前颈根部正中线天突穴处起，向上刮至下颌廉泉穴，再从前颈根部外侧依次斜向上刮拭至耳后的位置，直至前颈一侧全部刮完。再以同样的方法刮另一侧。

方法二：低头，慢慢从右向左做转圈运动，每次可转动10圈，头部向前时呼气，向后转动时吸气。此方法有助于放松颈部肌肉的紧张、僵硬，同时也能起到减少颈部脂肪堆积，减少颈部皱纹的功效。

紧致颈部皮肤，青春永驻第二张脸

作为面部下的暴露部位，颈部皮肤是否光洁滋润对美丽的影响是很大的，颈部受颈椎老化的影响，难掩岁月的痕迹，所以颈部被称为『女人的第二张脸』，必须多加呵护。颈部皮脂层比较薄，平时皮脂分泌少，自我保湿作用差，常暴露在外，这使得颈部皮肤很容易失水干燥。另外颈部经常做抬头、低头动作，这是颈部容易出现横纹、赘肉的一个重要原因。

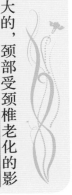

保养颈椎，提早防衰老

颈椎本身长期负重，再加上现代人长期在办公桌和电脑前保持几乎不变的姿势，都会导致颈部劳损。

疼痛是颈椎向身体发出的一个求助信号。经常刮拭以下部位和经穴，可以对颈部起到保健作用，预防颈椎不适，延缓颈椎的衰老。颈椎衰老的速度慢，颈前部和面部额头皱纹出现得就晚。

刮痧部位

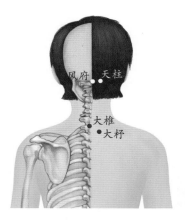

刮拭方法

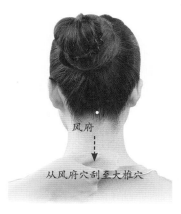

从风府穴刮至大椎穴

方法一：刮拭颈部

在后颈部涂上适量刮痧油，用刮痧板长边以面刮法在颈椎正中风府穴向下刮至大椎穴，再用双角刮法从天柱穴略上，向下刮拭至两侧大杼穴略下，刮 10~15 次。如果颈部很快出痧，提示颈部经脉气血已有瘀滞，对出痧明显的地方做重点刮拭。

方法二：刮拭手部颈椎区

在手中指背颈椎区涂适量刮痧油，然后以面刮法从中指根方向向指尖刮拭，刮拭时注意感受疼痛点和板下不平顺之处，对这些地方做重点刮拭。

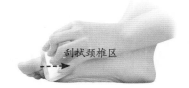

方法三：刮拭足部颈椎区

在足底内侧颈椎区涂适量刮痧油，然后以刮痧板从上向下刮拭该区域。刮拭 10~15 次。

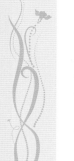

刮痧部位

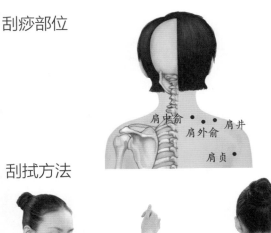

肩中俞　肩井
肩外俞
肩贞

刮拭方法

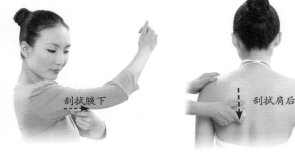

刮拭腋下　　　　刮拭肩后

方法一：隔衣刮拭肩部、上肢外侧　　**方法二：涂油刮拭肩部**

隔衣刮拭：上肢抬起，斜向对侧上方伸直，用另一只手以刮痧板长边用面刮法自肩上向肘部刮拭肩上、肩前和上肢内侧，再以同样的方法刮拭肩后、腋下及上肢外侧。重点刮拭肩井穴、肩中俞穴、肩贞穴、肩外俞穴。每天刮拭1次。

涂刮痧油刮拭：先在肩关节部位涂适量刮痧油，用面刮法从肩上经肩峰滑向肩外下方；然后刮痧板转至肩前，仍以面刮法从肩上滑向肩前下方；最后再刮肩后，以同样的方法从肩上滑向肩后下方。每2~4周刮拭1次。

刮痧搭档

方法一：取站姿，两脚分开与肩同宽，背部保持挺直，双手持哑铃，慢慢举起然后再慢慢放下，每次可做20次。单手每只手分别做10次。长期坚持，不仅可瘦手臂，还可使手臂部的肌肉变得紧致。

方法二：取站姿，两脚分开与肩同宽，背部保持挺直。两只手在胸前交叉，手背的方向对着胸部，手臂保持平直，慢慢向前推出。推到一定程度时，保持片刻，再回到胸前。此动作可反复做20次，可以有效地减少手臂部的赘肉。

刮肩臂，拥有香肩玉臂

所谓『美人以玉为骨』，就是说女性的骨骼应该如美玉般温润圆滑。要想秀香肩玉臂，保证它们的健康是最重要的。经常刮拭肩部、手臂部位的经脉，可以促进肌肤的新陈代谢，加速肌肤代谢产物的排出，避免脂肪积聚，增加肌肉运动。正确的刮拭方法不但能预防肌肉松弛和脂肪积聚而美肩瘦臂，还可以疏通经脉，预防和治疗肩臂疼痛，对心肺、消化、内分泌系统有保健作用。刮痧贵在坚持，每日刮拭必见功效。

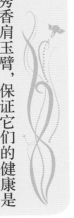

乳房带给女性的困扰

乳房偏小	缺乏营养和锻炼会影响乳房的发育，多摄入一些富含脂肪和蛋白质的食物，如蛋类、瘦肉、豆类等，可使瘦弱的体形变得丰满起来
乳形不对称	可以通过尝试调整睡姿、饮食、适量运动、刮痧、按摩等方法来改善，必要时应去医院诊察
乳房松弛	作为脂肪含量最丰富的器官，乳房更会比其他器官提前出现下垂现象。多吃些富含维生素 E、B 族维生素的食物，如花菜、粗粮、豆类、牛奶、瘦肉等，可增加肌肉中的胶原蛋白
乳头凹陷	乳头凹陷是很多女性都有的缺憾，它对女性最大的影响是在哺乳期，凹陷的乳头会影响乳汁分泌，也会导致乳管阻塞，而引发急性乳腺炎
乳腺增生	乳腺增生是女性常见病，80% 以上的乳腺增生是良性的。保持心情舒畅，定期自查，发现异常及时到医院确诊，是预防恶性乳腺增生的关键

保养胸部，不只是为了吸引

丰满、富有弹性而健康的乳房是每个女性的追求。足阳明胃经贯穿整个乳房，胃经经气的盛衰直接关系到乳房的挺拔与弹性。经常刮拭或按揉足阳明胃经相关穴位有美乳作用。保健刮痧可以预防和治疗乳腺疾病。

背部乳房投影区和脊椎对应区可以直接反映乳腺的健康状况。凡乳腺增生处，在背部乳房对应穴区刮痧时均可出现瘀或有结节状阳性反应，而且瘀象或阳性反应物的形态与乳腺增生的形态相吻合。所以刮拭背部乳房对应区可以有效地自查乳腺健康状况，而出痧或消除阳性反应的过程均可有效缓解乳腺增生的症状。

刮痧部位

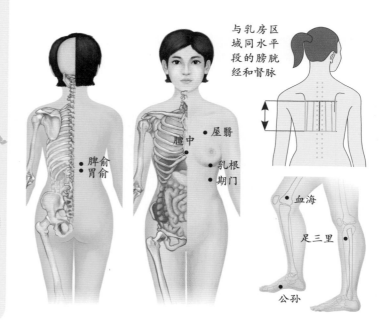

与乳房区域同水平段的膀胱经和督脉

脾俞
胃俞

膻中
屋翳
乳根
期门

血海
足三里
公孙

刮拭方法

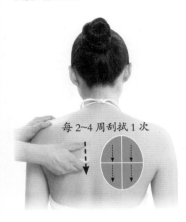

每2~4周刮拭1次

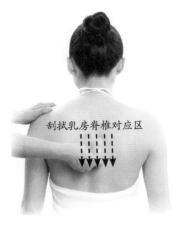

刮拭乳房脊椎对应区

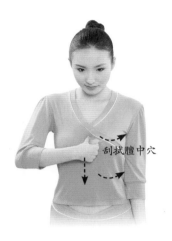

刮拭膻中穴

方法一：刮拭背部乳房投影区

先在一侧背部乳房投影区涂适量刮痧油，然后以面刮法从上向下刮拭。由于乳房背部投影区面积较大，可用十字将其划分为4个区域，依次刮拭。边刮拭边寻找疼痛、结节等阳性反应处，并重点刮拭阳性反应处。用同样的方法刮拭另一侧乳房投影区。每2~4周刮拭1次。

方法二：刮拭背部全息穴区及经穴

在背部乳房脊椎对应区（即与乳房同水平段的脊椎区域）涂刮痧油。先用面刮法从上向下刮拭与乳房同水平段的督脉，再用双角刮法从上向下同时刮拭两侧的夹脊穴，最后用面刮法分别从上向下刮拭两侧同水平段的膀胱经。刮拭过程中注意寻找疼痛、结节等阳性反应区，做重点刮拭。每2~4周刮拭1次。

方法四：刮拭背部、下肢经穴

用面刮法从上向下刮拭背部膀胱经脾俞穴、胃俞穴，每周刮拭一次，不必追求出痧。用平面按揉法按揉下肢胃经足三里穴，脾经血海穴、公孙穴10~15下，每天1次。

方法三：刮拭胸部经穴

乳房周边有一些经穴对保健乳房及美乳很有作用，它们是胸部正中的膻中穴，乳房上方的屋翳穴，乳房下方的乳根穴、期门穴，腋窝的极泉穴（在腋窝顶点，腋动脉搏动处）。挺起胸部，对这些穴位做平面按揉，每个穴位按揉5~10下，每天1次。

刮痧搭档

方法一：大拇指外张，其余四指并拢，将其放到乳房根部，然后用大拇指和食指进行按揉，可以按揉一圈，切忌不可过于用力，每次按揉3~5分钟，对于改善乳房下垂、乳房松弛等问题均有一定疗效。

方法二：将大拇指放在膻中穴所在处，反复按揉即可，力度适中，每次可按揉3~5分钟，每天可按揉1次。膻中穴不仅有丰胸作用，还有助于防治各种乳腺疾病。

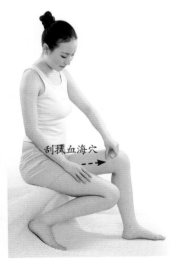

刮拭血海穴

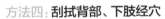

刮痧部位

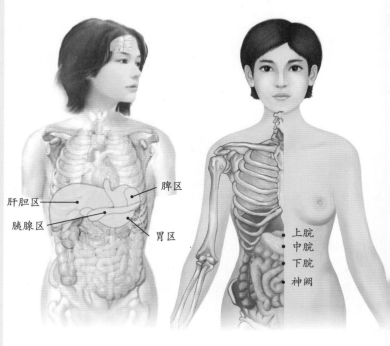

肝胆区
脾区
胰腺区
胃区

上脘
中脘
下脘
神阙

刮拭腹部，减肥美体

要想让小腹平平，最好的办法就是多锻炼腹肌，很多女性忙于工作，没有充裕的时间做运动，腹部刮痧正好可以解决这些女性的苦恼。只需一块小小的刮痧板，工作间隙的三五分钟休息时间或晚上看电视时、入睡前，都可以进行刮痧。小腹部喜暖，刮痧可以促进气血循环，让小腹部很快温暖起来，还对脾胃、肝胆和泌尿生殖器官有保健作用。

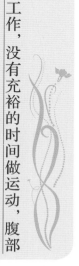

特别提示

腹部日常保养适合隔衣刮拭，每日刮 1~2 次即可。

腹部有任脉、肾经、胃经、脾经、胆经和肝经循行。腹部经脉气血通畅与否不仅直接关系与其相连脏腑的健康，更与大脑、下肢的健康相关。现代医学研究已经发现，腹部肥胖是各种慢性病的基础，像严重危害现代人健康的高脂血症、高血压、糖尿病都与腹部肥胖有关。腹部多余的脂肪会聚积到脏器周围，影响脏器的正常功能。

一般来说男士腰围小于 85 厘米，女士小于 80 厘米是健康的。

刮拭上腹部，消掉上葫芦

　　上腹部是肝、胆、脾、胃的体表投影区，经常按照下面的方法刮拭上腹部，可以起到对肝、胆、脾、胃的保健作用。上腹部同时也是易聚集脂肪的部位，经常刮痧有助于此部位脂肪的消解。

刮拭方法

　　可以隔衣刮拭，每天 1~2 次，每个部位刮拭 20~30 下。

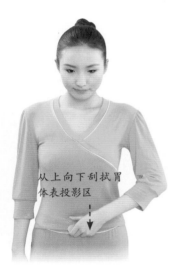

从上向下刮拭胃体表投影区

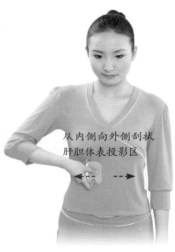

从内侧向外侧刮拭肝胆体表投影区

方法一：无论是站姿还是坐姿先收缩腹肌，再用面刮法从上向下刮拭上腹部中部胃体表投影区。

方法二：用平刮法从内向外依次刮拭左胁肋部脾脏、胰腺体表投影区，右胁肋部肝胆体表投影区。

刮痧搭档

　　无论是站姿还是坐姿，采用胸式呼吸，同时收缩上腹，双臂向前上举，用力后伸 30~50下，每天做 1~2 次。

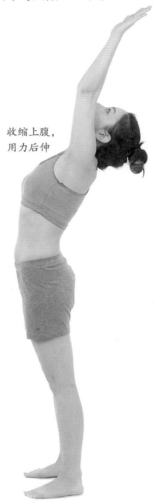

收缩上腹，用力后伸

刮拭中下腹部，刮掉下葫芦

腹部正中是任脉，两侧分别是肾经、胃经、脾经、肝经和胆经循行部位。刮拭这些经脉不仅可以保健内脏，特别是内生殖器等下腹腔器官，更有利于大脑、下肢的健康，还可以促进下腹部堆积脂肪的消耗。

刮拭方法

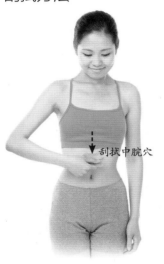

刮拭中脘穴

用面刮法从上向下刮拭腹部正中任脉，重点刮拭上脘穴、中脘穴、下脘穴。再分别刮拭中下腹部两侧的经脉，刮完一侧再刮另一侧。用不涂油法进行刮拭，每次可刮 5~10 分钟。

刮痧搭档

方法一：伸腿脚尖画圈

平躺在床上，两手臂放在身体两侧，收缩腹肌，两腿伸直。将两脚慢慢向上抬起，脚尖尽可能向下用力，然后反复画圆圈，每次可做 1~3 分钟，每天可做 1 次。此法不仅有助于减掉腹部赘肉，还能起到美腿功效。

方法二：摩腹

将手掌摩擦生热，然后将双手手掌重叠放在神阙穴所在处，适当用力，对其反复进行按揉即可，每次可按揉 3~5 分钟，每天可按揉 1 次。此法可促进腹部气血循行，有助于减掉腹部赘肉，也有助于养护脏腑。

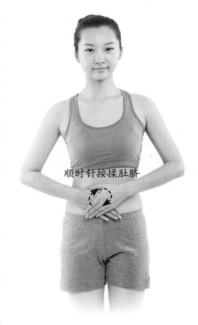

顺时针按揉肚脐

腹部保养小顾问

告别不当生活习惯

过分节食：为了不做"大腹婆"，众多爱美女性都选择了克扣自己口粮的做法，其实过度节食对美丽并不利，因为节食会影响脾胃功能，脾胃是管肌肉的，脾胃不好，肌肉怎么能紧致有弹性呢？爱美女性一定要意识到，瘦并不是美的标准，肌肉紧致、匀称才是真正的美。

酷爱露脐装：秀出自己平坦的腹部和精心装饰过的肚脐，不仅美还很酷，但是秀美的同时我们必须意识到下腹部最需要的是温暖。下腹部如果受了寒凉会给女性引来很多麻烦，不仅各种妇科病会接踵而来，还有可能影响到将来的生育能力。

脊椎，构筑娉婷丽影的功臣

丽人之所以能有窈窕的身姿，脊椎功不可没。人体是一架结构极其精密的仪器，脊椎就是这部精密仪器的一个关键部件。

整个脊椎由颈椎、胸椎、腰椎、骶椎和尾椎构成。脊椎有4个生理弯曲，分别是颈椎段前曲、胸椎段后曲、腰椎段前曲和骶椎段后曲，这4个生理弯曲不仅有效地缓解了身体的重力与地面对身体的反作用力，保证了我们身体的挺拔、健康，更优美地展现了我们的身姿，女性的脊椎生理弯曲比男性更明显，所以女性更婀娜多姿。

背部，挺起一身正气

督脉是一条从头顶一直贯穿整个背部的经脉，它是全身阳气的总管。阳气足，抗病能力强，精神好，神采奕奕。督脉行于脊椎内，形态结构完好的脊椎，不仅很好地保护了椎管内的神经，也保障了全身阳气循行的通路。挺直的背部顶起了一身正气。

背部，保健脏腑的要地

背部脊椎两侧从上至下密布着强化脏腑功能的奇穴——夹脊穴，脊椎两侧各有一条循行全身的重要经脉膀胱经，这条经脉在背部区段上的腧穴与五脏六腑有着一一对应关系，是调理和保养脏腑的重要腧穴。

背部保养小顾问

端正身姿

老一辈们要求子孙们要从小养成"坐如钟，站如松，卧如弓"的习惯，其实绝不只是从规矩出发的，保持身姿的端正平直对于保护背部脊椎、肌肉和内脏有很大好处。喜欢单肩背包的美女们从这一刻起就要提醒自己经常双侧换背，或者干脆换个可爱的双肩包或手提包，因为经常单侧用力会造成脊椎和肌肉受力不均。

工作时保持一个姿势一定时间后记得要活动活动。

保养背部，让自己亭亭玉立

背部就像人体脏腑外部的保护墙，乍一看好像很平坦，没有特别之处，然而窈窕淑女最好的剪影就应该是她的侧影或背影，因为侧影和背影最能显现她的娉婷身姿。背部刮痧保养身体支柱——脊椎，不仅可以使自己亭亭玉立，还可以调理全身阳气，提高机体抵抗力，保养脏腑和缓解肩背疼痛，可谓一石四鸟。

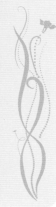

刮痧部位

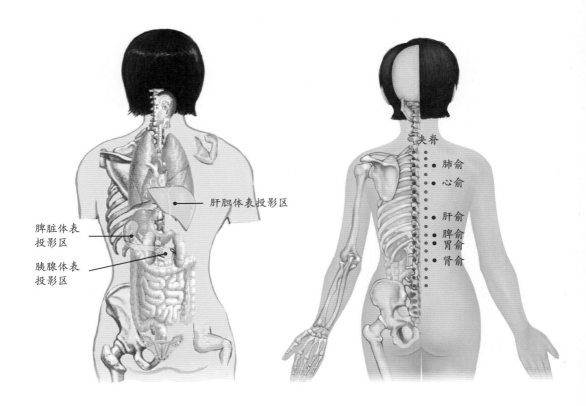

肝胆体表投影区

脾脏体表
投影区

胰腺体表
投影区

夹脊

肺俞
心俞

肝俞
脾俞
胃俞
肾俞

特别提示

　　脊柱的稳定依靠其两侧肌肉的均衡张力，当两侧肌肉牵引力不均衡时，脊柱就会有偏斜，只不过这种偏斜是渐进的、不明显的，我们自己感觉不到。

　　现在大多数工作需要人们长期保持坐在办公桌前，双手不停地击打键盘这样一种姿势，以这样的姿势工作一天下来会让我们的肩背很不舒服，用刮痧板分段刮拭背部两侧肌肉，可使肌肉得到放松，有效缓解肩背疼痛。

　　这一区域内有膀胱经循行，膀胱经上有对应五脏六腑的腧穴，所以也有保养脏腑和调理阳气的作用。

刮拭方法

　　以下方法用涂油法进行刮拭，每个部位各刮拭 15~20 下，每 2~4 周刮拭 1 次。如用隔衣刮拭法，每 3~5 天刮拭 1 次。

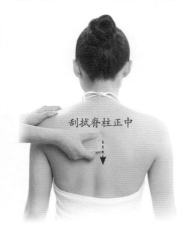

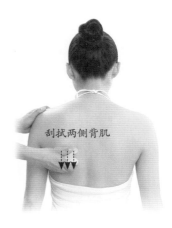

方法一: **刮拭脊柱正中督脉**

用面刮法刮拭脊柱正中督脉，从上向下分段刮拭，每段刮拭 3~4 厘米长。

方法二: **刮拭脊柱两侧**

用双角刮法从上向下分段刮拭脊柱两侧夹脊穴。

方法三: **刮拭背部腰背肌**

用面刮法从上向下分段刮拭背部两侧腰背肌，重点刮拭肺俞穴、心俞穴、肝俞穴、脾俞穴、胃俞穴、肾俞穴。

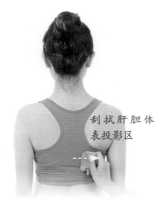

方法四: **刮拭背部肝胆、脾脏、胰腺体表投影区**

用平刮法从脊椎正中向右侧刮拭背部肝胆体表投影区。再从脊椎正中向左侧刮拭脾脏、胰腺体表投影区。

刮痧搭档

方法一: 站势，两脚分开与肩同宽。两手放到身体后面，手指相交，上半身保持用力向后展手臂，同时挤压后背上的肌肉，每次可做 1~3 分钟。此方法有助于保持后背挺直，同时也有助于减掉背上的赘肉。

方法二: 双手摩擦生热，从上到下沿着脊椎循行方向，用大拇指的根部对脊椎进行推按，每次推按 10 次左右即可。可每天进行推按，对保持背部挺直有一定帮助。

方法三: 俯卧在平坦的沙发或床上，双手伸直平放在体侧，将头胸部、双腿、双臂同时向上抬起，做燕飞状。根据身体状况每次做 3~5 分钟，逐渐增加时间，每天 1~2 次。

刮痧部位

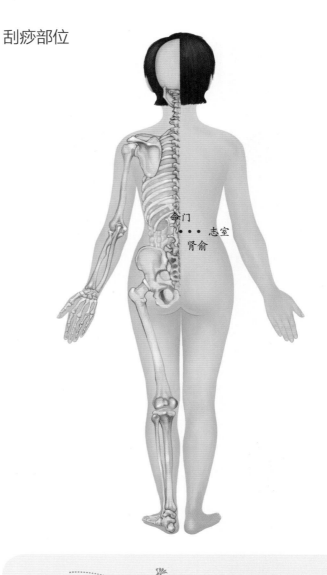

命门
肾俞
志室

刮痧瘦腰，让那一抹风情永驻

柔美的腰线是女性身姿翩翩的根本。从古至今描述女性腰部风情的词语有无数，古人摇着羽扇雅致地说出『腰若流纨素』，又无限爱怜地说『行动如弱柳扶风』。今人的话更直白些、热辣些，什么『杨柳细腰』『水蛇腰』，虽然少了些雅致，倒很形象。

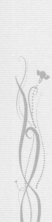

小知识

　　肾脏的位置：肾脏位于腹腔后壁，脊柱两旁，左右各一。右肾因上邻肝脏，所以略低于左肾，左肾上缘最高点与第11胸椎下缘相平，下缘最低点与第2腰椎下缘相平；右肾上缘最高点与第12胸椎相平，下缘最低点与第3腰椎相平。

　　中医认为，腰为肾之府。肾是先天之本，它主骨生髓，主生长发育，主水液代谢，还主管生殖活动。西医认为，肾属泌尿系统，主要管尿液的过滤和形成。不管是从中医的角度，还是从西医的角度来看，肾都是一个重要的器官。保持柔美的腰线，强有力的腰肌是身体健康的重要标志。

刮拭方法

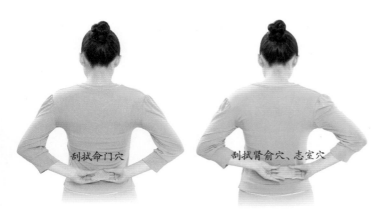

刮拭命门穴

刮拭肾俞穴、志室穴

方法一：**刮拭腰椎正中部位**

隔衣用面刮法从上向下刮拭腰椎正中，重点刮拭命门穴。

方法二：**刮拭腰部两侧肌肉**

用双角刮法刮拭腰椎双侧。再用刮痧板整个长边刮拭腰部两侧肌肉。重点刮拭肾俞穴、志室穴。

站立姿势，先单手背后持板，自己刮拭腰部正中。再双手背后持板刮拭腰部两侧，效果更好。

特别提示

刮拭过程中如果发现一侧或双侧肌肉僵硬、紧张，说明负责牵引脊柱的两侧肌肉张力不均衡。双侧肌张力不均衡会加速腰椎的退化，引起腰椎病变。经常做腰椎部刮痧不但可以补肾，让腰部健美，更可有效预防和减缓腰椎病变。

为别人刮拭腰部最佳的体位是骑坐在有靠背的椅子上，腰部放松，略后倾。腰椎处尤其是骶骨部位皮下脂肪较少，刮痧保健时应该用较轻力度，缓慢刮拭。

自己刮拭可以站立刮拭，双手背后握板，用隔衣刮拭的方法每天自己刮腰椎处 1~2 次效果更好。

刮痧搭档

方法一：站势。两脚分开，与肩同宽，两手臂放到腿的两侧。呼气，双手慢慢举起，两只手在头顶部交叉，翻转，手心朝上。将腰慢慢向左弯，手臂也顺势向左用力。保持片刻，呼气，回到起始动作。同样方法向右弯腰 10 次，左右各做 5 遍。

方法二：站势或者是坐势均可，双手握空拳，对腰部进行反复敲打，每次可敲打 30~50 下，用力适中。此法可缓解腰部疼痛，同时对除掉腰部的赘肉也有一定功效。

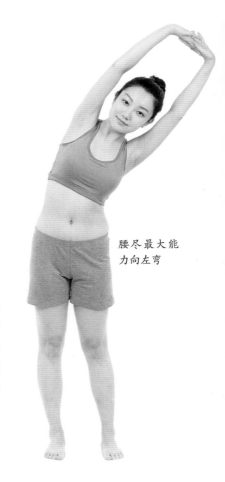

腰尽最大能力向左弯

刮拭臀部，做个翘臀美人

丰挺、结实的臀部可令腰部纤细的线条突出，相反臀部下垂松弛会令腰部乃至整个身材走样。如果说胸部是性感的指标，那么走样的臀部就是曲线杀手。臀部需要丰厚的肌肉，但不需要过多的脂肪。这个部位又很容易堆积脂肪，而且这些多余脂肪一旦在这儿落脚就很难离开，这让众多美女苦恼不堪。也有一些女性刚好相反，她们苦恼的是臀部过于缺少脂肪和肌肉，过于平坦。不论是脂肪过多还是脂肪缺乏造成的臀部困扰，都应该求助于运动。运动可以让局部气血循环得到改善，带走多余脂肪，输送更多营养。

刮痧通过在臀部直接刮拭，可以收到运动肌肉的效果。配合饮食调整，肥胖者控制高脂肪、高糖分食物的摄入，偏瘦者在饮食中适度增加富含蛋白质和脂肪含量稍高的食物。

刮痧部位

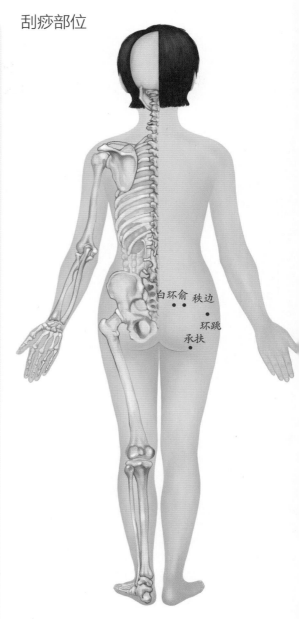

白环俞　秩边
环跳
承扶

美臀小动作

每日临睡时和起床前，将身体俯卧，头部放在交叉的双臂上，左右腿交替做后抬运动，每次尽力将腿抬至最高点，停留数秒钟再缓缓放下，重复20次左右。坚持每日与刮痧配合进行，一定会有很好的效果。

刮拭方法

采取单腿站立，另一条腿向外后方伸直，脚尖着地，头身略向后转，用同侧的手持刮痧板刮拭脚尖着地一侧的臀部。

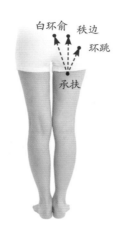

白环俞　秩边
环跳
承扶

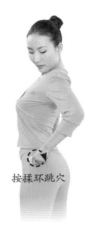

按揉环跳穴

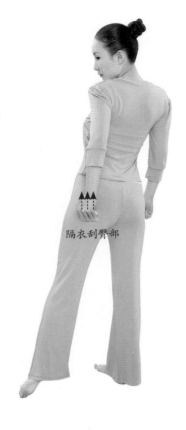

隔衣刮臀部

方法二：刮拭腿上、臀部穴位

每日用面刮法从承扶穴到环跳穴，从承扶穴到白环俞穴，从承扶穴到秩边穴各刮拭20~30次。

方法四：按揉环跳穴

用刮痧板的一角对环跳穴进行按揉，每次可按揉50~100下。

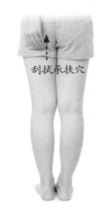

刮拭承扶穴

刮痧搭档

方法一：俯卧，两手交叉放在头后面，两腿并拢，连同臀部尽可能向上抬，每次可抬10~20下。此种方法可减掉腿部和臀部的肌肉。

方法二：准备一个瑜伽垫，俯卧势，腹部贴在瑜伽垫上，两手臂放在身体两旁，将腿分别向后踢，两脚交叉进行，每腿踢10下即可。此法可使臀部更紧致上翘。

方法一：刮拭臀部

用不涂刮痧油的隔衣刮拭法，以较大按压力，每日用面刮法从下向上刮拭臀部后侧、外侧1~2次，每次刮拭20~30下即可。从下向上的刮拭可以对肌肉起到物理提拉作用。

方法三：刮拭臀部穴位

用隔衣刮拭法，以较大按压力，分别以承扶穴、环跳穴为中心从下向上刮拭臀部1~2次，每次刮拭20~30下即可。

刮痧部位

刮拭腿部，让美腿瘦起来

一双修长的腿永远是美女的标志，腿瘦的美女不论穿裙装还是穿裤装，都自信满满，在夏季更可根据自己的喜好或选择迷你裙，或选择七分裤。如何能拥有一双美腿呢？腿部肌肉是长形的，瘦腿需要多做肌肉拉伸运动。每日在腿部缓慢地刮痧相当于给腿部肌肉做拉伸牵引，让腿部多余的脂肪更快消耗掉，让腿部的肌肉变得更坚实，同时刮痧可以促进腿部肌肤的新陈代谢，加速肌肤代谢产物的排出，可以让腿部皮肤更细腻、润滑。

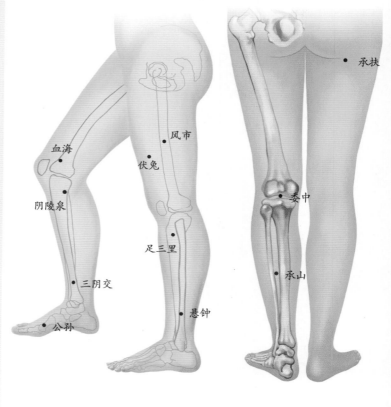

血海
阴陵泉
三阴交
公孙
伏兔
风市
足三里
悬钟
承扶
委中
承山

刮痧提示

腿部刮痧在让腿变得秀美的同时也对全身和下肢关节做了保健，因为下肢每一区段都是全身的小缩影，下肢经脉与肝、脾、肾、膀胱、胃、胆相连，还有三阴交穴、足三里穴、阴陵泉穴等几个保养脏腑的重要穴位。

刮拭方法

采取坐姿，先从下向上刮拭膝关节以上的经脉穴位，再从上向下刮拭膝关节以下的经脉穴位。两条腿均要刮拭，髋关节、膝关节、踝关节处和以下穴位要重点刮拭。刮痧按压力要渗透至肌肉、筋脉之中，缓慢柔和。每日1次，每条经脉刮拭3~5分钟。

方法一：刮拭下肢脾经穴位

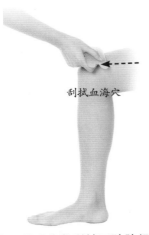

刮拭血海穴

用面刮法分段刮拭下肢脾经，重点刮拭血海穴、三阴交穴。

方法二：刮拭下肢胆经穴位

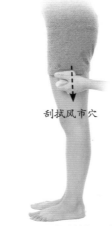

刮拭风市穴

用面刮法分段刮拭下肢胆经，重点刮拭风市穴、阳陵泉穴至悬钟穴。

方法三：刮拭下肢胃经穴位

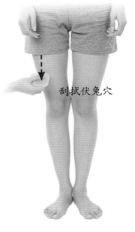

刮拭伏兔穴

用面刮法分段刮拭下肢胃经，重点刮拭伏兔穴、足三里穴。

方法四：刮拭下肢膀胱经穴位

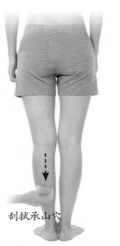

刮拭承山穴

用面刮法分段刮拭下肢膀胱经，重点刮拭承扶穴、委中穴、承山穴。

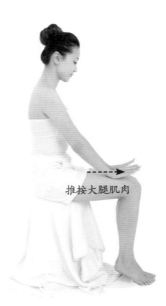

推按大腿肌肉

刮痧搭档

坐在椅子上，将两手的手掌放在大腿上，从上到下进行推按，每次可推按20次。此法有助于促进腿部的气血循环，不仅可以瘦腿，对于缓解腿部疼痛也有一定帮助。

刮痧提示

刮痧后最好饮用一杯热水，可补充消耗的水分，还能防止头晕，促进新陈代谢，加速代谢产物的排出。下肢浮肿时均应从下向上刮拭，同时应查明水肿原因及早治疗。

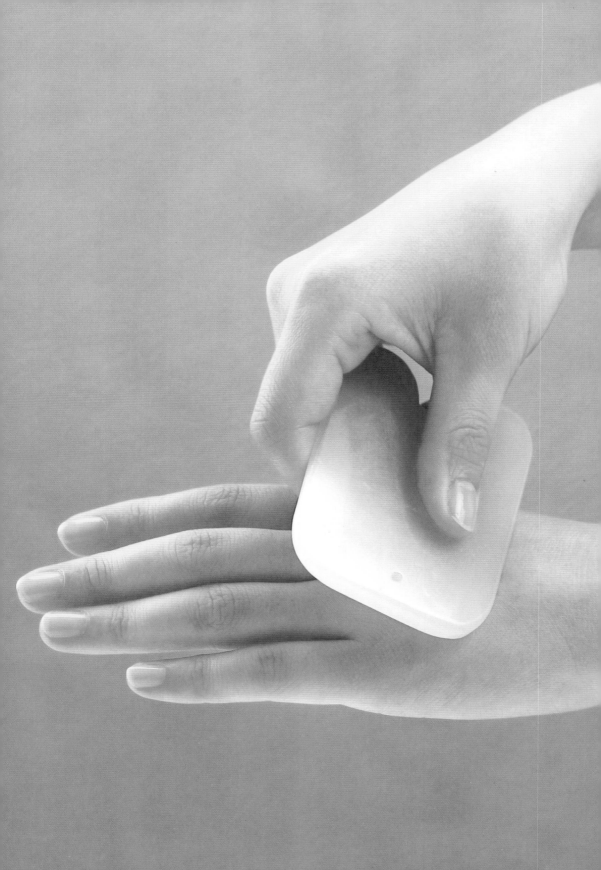

第五章
保养脏腑，让美由内而生

皮肤是一件会呼吸、有生命的外衣，身材是最精致、最合适的衣架，外衣和衣架是否健康美丽是由内在的脏腑决定的。五脏分工各有不同：肺和大肠细心呵护每一寸皮肤、每一个毛孔；心和小肠负责输送营养，并赋予它们生机和神韵；脾和胃是它们的美食大厨；肝和胆负责皮肤的清洁工作；肾和膀胱为它们提供全方位强有力的支持和保护。

美外必须养内，脏腑各安其位、各负其责是身体健康和美丽的根本，经常对脏腑做刮痧保健是美颜塑身的保证。

刮痧保养『娇脏』：肺脏强健，皮肤滋润

在所有的脏腑中，肺的位置最高，古人称其为『华盖』。肺直接与外界相通，易受风、寒、热、毒诸种外邪侵犯而患病，如我们常得的上呼吸道感染，所以被称为『娇脏』，是需要特别保护的。中医认为『肺主气，主治节，肺朝百脉，输精于皮毛』，意思是肺可辅助心脏调节气血的运行，辅助脾脏将饮食精微送达每一寸皮肤，每一个毛孔，每一根毛发，每一个细胞。养肺即是养颜，肺脏功能强健，皮肤才能得以滋润、白皙、细腻，毛孔才会开合正常，不粗大、无痤疮、无黑头。身体各脏腑器官动力充足，身体轻盈。

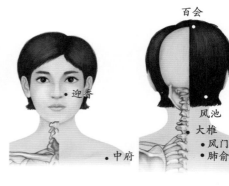

额旁1带

迎香

中府

百会

风池
大椎
风门
肺俞

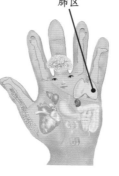

肺区

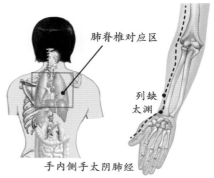

肺脊椎对应区

列缺
太渊

手内侧手太阴肺经

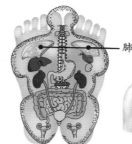

肺区

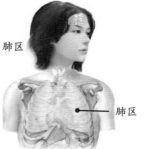

肺区

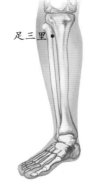

足三里

肺脏保养小顾问

肺脏喜润不喜燥，所以在气候比较干燥的季节，比如秋季，应该少吃辛辣食物，适量吃些苦味的食物，可以平降肺气，使其不致宣发过度。但是如果肺部有炎症（比如受寒感冒时），或者老感觉胸部憋闷、气短时，肺气需要适当宣发，应该少吃苦味食物，适当吃些辛味食物。

刮拭方法

　　方法一和方法二可以每天刮拭一次。方法三到方法五可以每天隔衣刮拭 1 次，每个部位刮拭 20~30 下，也可以每 2~4 周用涂刮痧油法刮拭 1 次。无论隔衣刮拭还是涂油刮拭均要对疼痛敏感点和不顺畅的阳性反应点重点刮拭。

方法一：　　　　　　　　**方法二：**　　　　　　　　**方法三：**

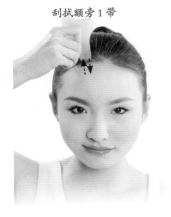

刮拭额旁 1 带

1　先在额头发际线处一拇指宽的条形区域涂上适量刮痧乳，然后用厉刮法刮拭左右额旁 1 带 5~10 下，感觉皮肤微热或潮红时停止刮拭。刮拭额顶带时因为有头发覆盖，所以不用涂润滑剂，可用刮痧板直接从前额正中发际线处向后刮至头顶百会穴，在前 1/3 段重点用力。刮 5~10 下，感觉头皮微热即可。

2　在美容刮痧玉板角部涂美容刮痧乳，将角部平放在面部两眉间和迎香穴处，依次用平面按揉法缓慢按揉 5~10 下。

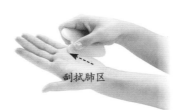

刮拭肺区

1　先在手掌肺脏全息穴区处涂上适量美容刮痧乳，然后用面刮法单方向刮拭。刮拭过程中如果有明显疼痛点，要增加刮拭力度，当疼痛感有所减轻，皮肤潮红微热时即可停止刮拭。

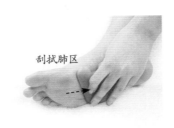

刮拭肺区

2　在脚掌肺脏全息穴区涂上适量美容刮痧乳，然后用面刮法单方向刮拭，至该处皮肤潮红微热即可。对刮拭过程中的疼痛敏感点要重点刮拭。

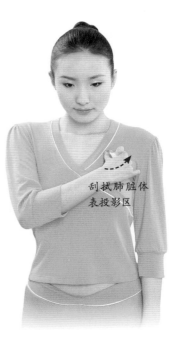

刮拭肺脏体表投影区

1　在胸部左右两侧肺脏区域涂上适量刮痧油，或隔衣以刮痧板长边沿胸部肋骨走向从内向外刮拭，用力不宜过重，乳头部位不要刮拭，每天刮拭 1 次，刮拭 15~20 下。

2　在背部与肺脏同水平段的脊椎区域涂上适量刮痧油，先以面刮法从上向下刮拭脊椎正中，再以双角刮法刮拭脊椎两侧，最后用面刮法刮拭两侧背肌。每 2~4 周刮拭 1 次。

方法四：

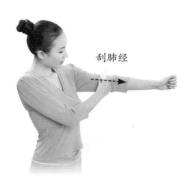

刮肺经

方法五：

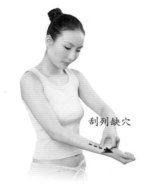

刮列缺穴

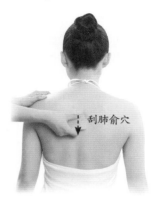

刮肺俞穴

1 肺经与肺脏相连，大肠经与肺经是互为表里的一对经脉，列缺穴是肺经联络大肠经的穴位，所以刮拭列缺穴既可以调理肺经气血，又可以疏通大肠经气血，对肺和大肠同时起到保健作用。在两侧上肢肺经体表区域刮拭，从内肩头经上臂内侧上方，至肘窝，再向下刮至手腕拇指根处，沿大鱼际止于拇指内侧指端。

2 在列缺穴区域以面刮法用刮痧板从手腕向手指的方向刮拭，或以平面按揉法按揉，一般刮拭 5~10 下或按揉 2 分钟左右即可。

用面刮法自上而下刮拭背部肺俞穴，用单角刮法从上向下刮拭胸部中府穴。

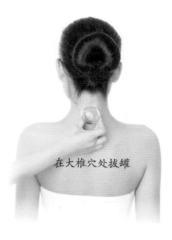

在大椎穴处拔罐

特别提示

中医认为肺主一身之气，主管呼吸和皮肤的代谢。在空气清新之处深呼吸，增加肺活量，呼出身体内的浊气，是最好的补肺气方法。伸展双臂，常做扩胸运动，适量运动也是补益肺气的好方法。肺气足不但可以增强脏腑功能活动，还可以增强皮肤的营养和自洁功能，使皮肤细腻滋润，有光泽。

刮痧搭档

方法一： 要用补法刮痧，不要追求出痧。每天按摩太渊穴、足三里穴和手部大鱼际。适用于面色苍白欠光泽，或皱纹早生，皮肤干糙，毛孔粗大，平日经常感到气短乏力，容易感冒者为肺气虚。

方法二： 每天用清艾条灸风池穴、风门穴 5~10 分钟。适用于面色苍白，皮肤干燥，怕冷、手足发凉，易感冒者。

方法三： 用按压力大的手法刮痧，在大椎穴、风池穴处拔罐。适用于面部易生痤疮、毛囊炎，经常患有鼻炎、气管炎，流黄涕、咳吐黄痰者。

刮痧部位

额旁1带

颧髎

曲泽
少海
间使
内关
大陵
神门
手臂内侧
膻中
中冲

顶枕带上1/3

厥阴俞
膏肓
心俞
膈俞

少冲

心区

心脏脊椎
对应区

足三里

心区

心区

刮痧保养『动力之源』：心脏强壮，神采奕奕

心主神志、主血脉，能赋予面部皮肤生机和神韵，并源源不断地向肌肤输送营养，心脏的每次收缩、舒张都为肌肤供应着营养，通过微血管把『美食』输送到全身皮肤和所有器官的每一个细胞，保持肌肤和各脏器旺盛的生机。同时，及时将代谢的产物运离。养心就是养神，有一颗强健心脏的人面色红润，神采奕奕，精力旺盛，身形矫健。而当心脏不够强健时，我们的面色就毫无生气，不再红润而变得萎黄或苍白，或红暗无光，还会为斑痘的出现埋下祸根。对心脏进行刮痧保养宜选择在白天，最好是中午，因为根据中医天人相应和时辰生物钟的理论，中午是心脏值班的时间，此时保养心脏，补充动力，减少消耗，会有事半功倍的效果。

刮拭方法

方法一和方法二可以每天刮拭 1 次。方法三至方法六可以每天隔衣刮拭 1 次，每个部位刮拭 20~30 下，也可以每 2~4 周用涂刮痧油法刮拭 1 次。无论隔衣刮拭还是涂油刮拭均要对疼痛敏感点和不顺畅的阳性反应点重点刮拭。

方法一：

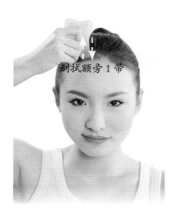

刮拭额旁1带

1 先在额头正中线两侧的额旁 1 带区域涂适量美容刮痧乳，然后用厉刮法刮拭左右额旁 1 带 5~10 下，感觉皮肤微热或潮红时停止刮拭。再用厉刮法直接从前额正中发际线处向后刮拭额顶带，重点刮拭前 1/3 段。

2 在美容刮痧玉板角部涂美容刮痧乳，将角部平放在面颊颧髎穴处，用平面按揉法按揉 10~15 下即可。

方法二：

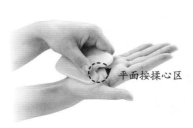

平面按揉心区

1 先在大拇指掌侧心脏全息穴区处涂适量美容刮痧乳，然后用刮痧板一边以面刮法单方向刮拭。再用平面按揉法按揉心区。

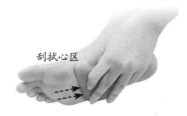

刮拭心区

2 在左脚掌心脏全息穴区涂上适量美容刮痧乳，然后用刮痧板以面刮法单方向刮拭，刮至该处皮肤潮红微热即可。

方法三：

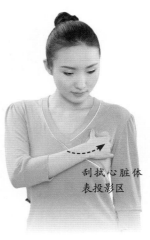

刮拭心脏体表投影区

1 隔衣以平刮法沿胸部肋骨走向从内向外单向刮拭左胸部心脏体表投影区。

2 以面刮法从上向下刮拭背部肩胛处心脏体表投影区，背部肌肉厚，可适当增加力度，刮拭 20~30 下。

3 用面刮法从上向下刮拭心脏脊椎对应区，先刮脊椎正中，再以双角刮法刮拭脊椎两侧，最后用面刮法刮拭两侧背肌。

方法四：

方法五：

方法六：

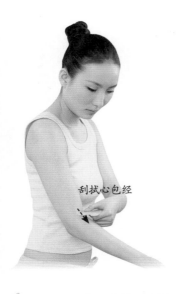

刮拭心包经

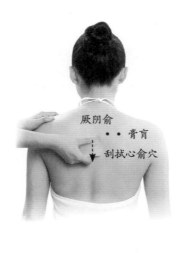

厥阴俞
• •膏肓
刮拭心俞穴

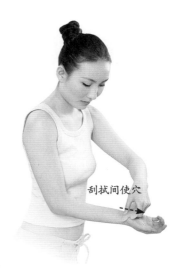

刮拭间使穴

1 隔衣或直接在皮肤上刮拭上肢心经和心包经。从极泉穴起，以面刮法向下经少海穴刮至少冲穴。

2 以面刮法从腋根处向下经曲泽穴刮至中冲穴。可以先分段刮拭，再用疏理经气法从腋窝刮至指尖。

1 以单角刮法从上向下刮拭胸部正中膻中穴。

2 以面刮法从上向下刮拭背部心俞穴、厥阴俞穴和膏肓穴。

1 以面刮法从上向下刮拭腕部间使穴至大陵穴。

2 平面按揉内关穴、神门穴各5~10下。

刮痧搭档

方法一： 适用于面色欠荣润，缺乏光泽，皱纹早生或有浅淡色斑，经常心悸、气短者，用补法刮痧。每天按摩神门穴、内关穴各5分钟。

方法二： 适用于面色红暗欠光泽，或面部有红血丝、黄褐斑或痤疮者，在刮痧的基础上，可在心俞穴、膈俞穴处拔罐，每天按揉太冲穴。

方法三： 面色萎黄欠光泽，有黄褐斑者，经常心悸、气短者，在补法刮痧的基础上，每天用清艾条灸内关穴、足三里穴各5~10分钟。

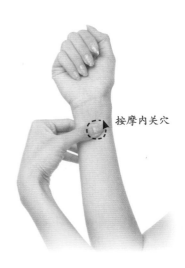

按摩内关穴

刮痧部位

刮痧保养『后天之本』：脾胃强健，肌肤紧致

脾胃是后天之本，也是皮肤的『美食大厨』，负责消化食物和吸收营养，不过脾胃各有分工，胃负责受纳和消化食物，脾主运化，即将消化的营养物质输送至全身。脾胃的强健与否直接关系到身体的健康，所以被称为『后天之本』。养脾就是养体养身。脾主肌肉，当脾胃气虚时，会因营养缺乏而面色姜黄无光泽，肌肤松懈无力，或肥胖出现赘肉；脾胃强壮，肌肤紧致衰老慢。刮痧保养脾胃对治疗黄褐斑、痤疮，特别是面颊中部、额头部位及上唇的斑痘效果尤为显著，还可预防肌肤松懈、形体肥胖，延缓衰老。

额旁2带　额顶带中1/3

下关
地仓

脾区
胃区

胃区

脾俞
胃俞
大肠俞

中脘
天枢
神阙

脾区
胃区

阴陵泉

足三里
上巨虚
三阴交

内庭

脾胃脊椎对应区

脾区
胃区

美丽小提示

中医认为，脾胃为后天之本。脾主肌肉，脾胃强健，肌肉紧致，面部衰老速度减慢。反之肌肤松懈，衰老过快者属于脾胃虚弱。加强运动，增加肌肉力量可以促进脾胃的消化吸收能力。所以脾虚者应多活动，增加肌肉力量的运动，可以保持年轻状态，预防面部肌肤松懈。

刮拭方法

　　方法一和方法二可以每天刮拭 1 次。方法三和方法四可以每天隔衣刮拭 1 次，每个部位刮拭 20~30 下，也可以每 2~4 周用涂刮痧油法刮拭 1 次。无论隔衣刮拭还是涂油刮拭均要对疼痛敏感点和不顺畅的阳性反应点重点刮拭。

方法一：

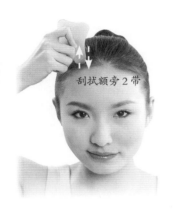
刮拭额旁 2 带

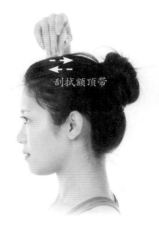
刮拭额顶带

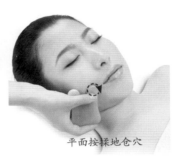
平面按揉地仓穴

1 先在额头正中线两侧的额旁 2 带区域涂上适量美容刮痧乳，然后用厉刮法刮拭左右额旁 2 带 5~10 下，感觉皮肤微热或潮红时停止刮拭。

2 刮拭额顶带时因为有头发覆盖，所以不用涂润滑剂，可用厉刮法直接从前额正中发际线处向后刮至头顶百会穴，重点刮拭中 1/3 段 5~10 下，感觉头皮微热即可。

3 将美容刮痧玉板角部涂抹适量刮痧乳，然后将刮痧板角部分别放在口角地仓穴、面颊下关穴做平面按揉，并依次按揉下颌胃经循行部位，各按揉 10~15 下，每天 1 次。

方法二：

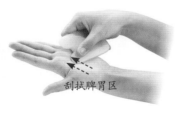
刮拭脾胃区

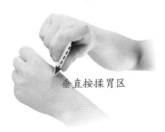
垂直按揉胃区

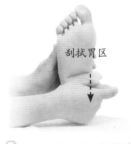
刮拭胃区

1 先在手掌大鱼际和掌心脾、胃全息穴区涂抹适量美容刮痧乳，然后用面刮法单方向依次刮拭脾区和胃区，如果有明显疼痛或结节感，要多刮几次，至疼痛感、结节感减轻，皮肤微热即可。

2 第 2 掌骨桡侧中段是胃的全息穴区，胃痉挛时用垂直按揉法按揉这个区域，几分钟可快速止痛。平时经常刮拭或按揉这个区域，可对脾胃起到保健和调理作用。

3 胃在左右足底都有全息穴区，脾只在左足底有穴区。先在足底的脾胃区分别涂适量美容刮痧乳，再用面刮法单方向刮拭脾区 10~15 下，然后以同样方法刮胃区 10~15 下。

方法三：

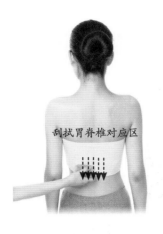

刮拭胃脊椎对应区

方法四：

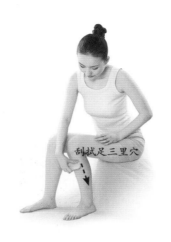

刮拭足三里穴

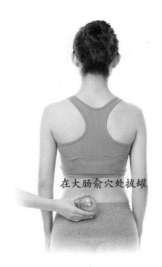

在大肠俞穴处拔罐

1 以刮痧板长边用面刮法从上向下刮拭腹部胃体表投影区，再从内向外刮拭左胁肋部脾脏体表投影区。

2 以面刮法从上向下刮拭背部脾胃脊椎对应区。先刮拭脊椎正中，再以双角刮法刮拭脊椎两侧，最后用面刮法刮拭两侧背肌。

日常保健刮拭

用面刮法分别自上而下刮拭脾经和胃经在腹部的区段，以及下肢膝盖以下的脾经和胃经。养胃的患者，多刮拭足三里穴、天枢穴，需要健脾的患者，则多刮脾俞穴、胃俞穴、足三里穴。

1 以面刮法从上向下刮拭下肢脾经，重点刮拭阴陵泉穴、三阴交穴。

2 以面刮法从上向下刮拭下肢胃经，重点以平面按揉法按揉足三里穴。

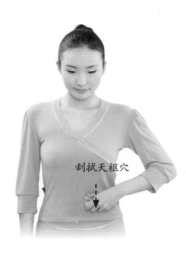

刮拭天枢穴

刮痧搭档

方法一：适合于面色萎黄少光泽，肌肤松懈，眼袋松弛，衰老速度过快，经常食欲欠佳，疲乏无力者。每天用双手掌摩擦脾俞穴、肾俞穴100下，按揉中脘穴、天枢穴、足三里穴各30~50下。

方法二：适合于面色黄暗欠光泽，肌肤松懈，皱纹早生，喜热饮，怕冷者，在刮痧的基础上，每天用清艾条灸神阙穴、阴陵泉穴各5~10分钟。

方法三：适合于面部油脂多，易生痤疮，早生饱满的眼袋，食欲旺盛，经常腹胀、便秘或腹泻，大便黏腻者，用按压力大的手法刮痧，在大肠俞穴处拔罐，每天按揉天枢穴、上巨虚穴、内庭穴。

刮痧部位

额旁2带

额顶带中 1/3

百会

期门
章门
维道

肝俞
胆俞
京门

肝胆区

肝胆区

肝胆脊椎
对应区

肝胆区

环跳

曲泉
膝阳关
阳陵泉
丘墟
足窍阴

肝胆区

刮痧保养『女性之本』：肝胆正常，肌肤清透

　　肝主藏血、主疏泄，若肝胆气机调畅，气帅血行，血液自然就畅通，清洁的血液就会把营养物质及时输送到皮肤及身体各处，体内的代谢产物也能及时被运走，经肝脏把这些内毒素分解掉。肝胆功能正常，肌肤清透，光洁无瑕，各种因『肝郁气滞』导致的黄褐斑、痤疮、肤色青暗（特别是额头两侧、眼角部位及面颊的斑痘、皱纹、暗沉）和很多妇科疾病都不会发生。女性以肝为本，所以说养肝即是养气血，养女性之本。

刮拭方法

方法一和方法二可以每天刮拭 1 次。方法三至方法五可以每天隔衣刮拭 1 次，每个部位刮拭 20~30 下，也可以每 2~4 周用涂刮痧油法刮拭 1 次。无论隔衣刮拭还是涂油刮拭均要对疼痛敏感点和不顺畅的阳性反应点重点刮拭。

方法一：

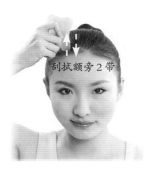

刮拭额旁 2 带

1 先在额头正中线两侧的额旁 2 带区域涂上适量美容刮痧乳，然后用厉刮法刮拭左右额旁 2 带 5~10 下。

2 额顶带因为有头发覆盖，刮拭时可以不涂润滑剂，从前额正中发际线处向后刮至头顶百会穴，重点刮拭中 1/3 段 5~10 下。

3 用水牛角刮痧梳从前向后梳理侧头部胆经，每天 1 次，每次梳理 30~50 下。

方法二：

刮拭肝胆区

1 先在大拇指掌侧肝胆全息穴区处涂适量美容刮痧乳，然后用面刮法刮拭。掌侧脂肪层较厚也可以不涂刮痧乳。再以垂直按揉法按揉或面刮法刮拭第 2 掌骨桡侧肝胆区。

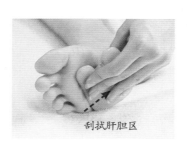

刮拭肝胆区

2 在右脚掌肝胆全息穴区涂上适量美容刮痧乳，然后用刮痧板以面刮法刮拭，刮至该处皮肤潮红微热即可。

方法三：

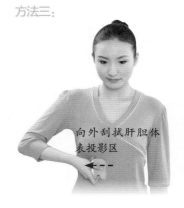

向外刮拭肝胆体表投影区

1 以平刮法从体中线沿肋骨走向从内向外刮拭右背部与右胸胁处肝胆体表投影区，用力不宜过重，刮至皮肤潮红微热即可。

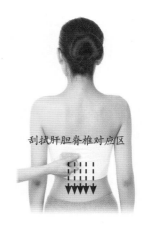

刮拭肝胆脊椎对应区

2 用面刮法从上向下刮拭背部与肝胆同水平段的脊椎区域。先刮拭脊椎正中，再以双角刮法刮拭脊椎两侧，最后用面刮法刮拭两侧背肌。

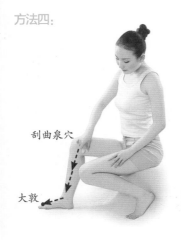

刮曲泉穴

大敦

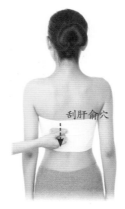

刮肝俞穴

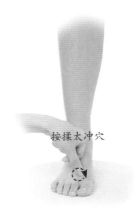

按揉太冲穴

1 用面刮法从膝盖处曲泉穴起，向下刮至足踝关节处。再由脚内踝处向下刮至大脚趾末端大敦穴。

2 用面刮法从髋骨处环跳穴起，向下刮至膝外侧膝阳关穴，再由膝阳关穴向下刮至足踝关节处，最后由外踝处刮至第4趾末足窍阴穴。

1 用面刮法自上而下刮拭背部肝俞穴、胆俞穴。

刮痧搭档

方法一： 适用于面色青黄而少光泽，或面色晦暗不均匀、有斑点，易疲劳，眼干涩，常叹气者，用补法刮痧，每天用双手掌从外向内摩擦胸胁部50下，按摩期门穴、章门穴各3分钟。

方法二： 适用于面色青黄，下眼睑黑眼圈，面部出现黄褐斑，伴有情绪不稳定、焦虑、月经不调、痛经者，在刮痧的基础上，每天用清艾条灸阳陵泉穴、丘墟穴各5~10分钟。

方法三： 适用于面部油脂分泌旺盛，面部常出现痤疮，胸胁胀满，急躁易怒者，用按压力大的手法刮痧，在肝俞穴、胆俞穴处拔罐，每天按揉太冲穴。

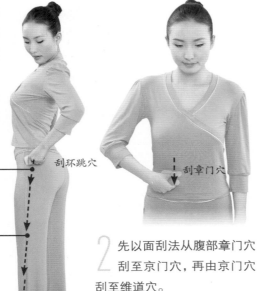

环跳 — 刮环跳穴

刮章门穴

膝阳关 —

足窍阴

2 先以面刮法从腹部章门穴刮至京门穴，再由京门穴刮至维道穴。

刮痧部位

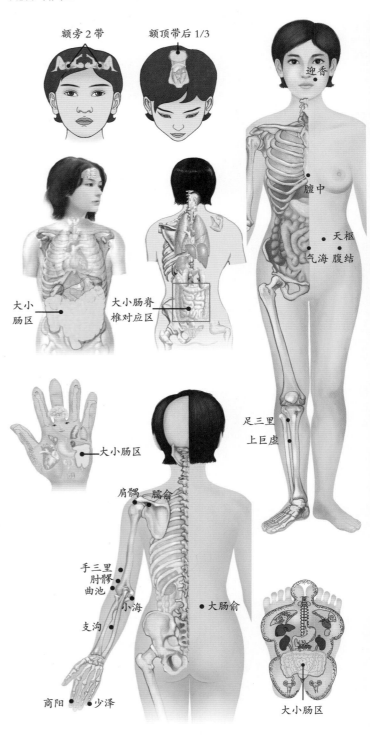

额旁2带　　额顶带后1/3

迎香

膻中

天枢
气海 腹结

大小肠区

大小肠脊椎对应区

足三里
上巨虚

大小肠区

肩髃 臑俞

手三里
肘髎
曲池
小海
支沟
大肠俞

商阳 少泽

大小肠区

刮痧保养『糟粕通道』：肠道清洁，减少斑痘

生命要依靠饮食维持，人体每天吃的食物经过胃和小肠的消化，除部分营养被小肠吸收以外，其余成为了糟粕，经由大肠排出体外。大肠如果传导失职会致使食物残渣内停，这些残渣在体内腐败、分解后产生大量毒素，进入血液循环污染内环境，使面部皮肤出现黄褐斑、痤疮、毛孔粗大、黑头等。

肠道通畅、清洁是保持皮肤清洁、细腻、斑痘少的重要方法。定期刮痧保养肠道，可清洁肠道，避免体内毒素积聚，使皮肤滋润光洁，对黄褐斑、痤疮有治疗作用，特别是对面颊中部、额头部位及上唇、下颌的斑痘效果显著，还可预防和治疗皮肤毛孔粗大、黑头等。

刮拭方法

方法一和方法二可以每天刮拭 1 次。方法三至方法五可以每天隔衣刮拭 1 次，每个部位刮拭 20~30 下，也可以每 2~4 周用涂刮痧油法刮拭 1 次。无论隔衣刮拭还是涂油刮拭均要对疼痛敏感点和不顺畅的阳性反应点重点刮拭。

方法一：

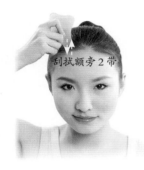

刮拭额旁 2 带

1 先在额旁 2 带区域涂上适量美容刮痧乳，然后用厉刮法刮拭左右额旁 2 带 5~10 下。

2 用厉刮法直接从前额正中发际线处向后刮拭额顶带，重点刮拭后 1/3 段 5~10 下。

3 在面部鼻梁旁迎香穴涂美容刮痧乳，以平面按揉法按揉迎香穴 10~15 下，每天 1 次。

方法二：

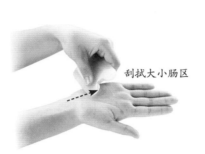

刮拭大小肠区

1 先在手掌大小肠穴区涂适量美容刮痧乳，然后用面刮法单方向刮拭该区域，刮至皮肤潮红、微热即可。

2 在足底大小肠穴区涂适量美容刮痧乳，仍以面刮法单方向刮拭该区域，对有阳性反应的地方和出痧的地方做重点刮拭。

方法三：

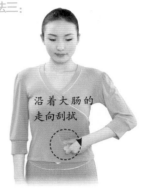

沿着大肠的走向刮拭

1 以刮痧板长边用面刮法围绕肚脐，顺着大肠形态走向刮拭。先在肚脐右侧由下向上刮；再在肚脐上方从右向左刮拭；然后在肚脐左侧，由上向下刮拭；最后在肚脐以下由左向右下方刮拭。

2 用面刮法从上向下刮拭脐周小肠体表投影区。

3 用面刮法从上向下刮拭背部与大小肠同水平段的脊椎区域，先刮拭脊椎正中，再以双角刮法刮拭脊椎两侧，最后用面刮法刮拭两侧背肌。

美丽小提示

1. 如果脊椎的肠对应区出痧现象明显，提示大小肠有亚健康，刮痧可快速改善亚健康症状。如果脊椎对应区有结节或条索状物，提示大小肠虽然没有明显的不适，但已有较长时间的气血瘀滞，坚持刮痧对改善大小肠气血运行有帮助。

2. 大肠的功能是传导糟粕，大肠气血失调，功能紊乱，就会便秘或腹泻，使毒素排出不畅，肠道不清洁，会污染体内环境和血液。大肠经、小肠经、胃经均上达于面部，体内的浊气、不清洁的血液会随经脉运行至面部，出现各种皮肤问题。保持良好的排便习惯，多吃富含纤维素的食品，保持肠道清洁是预防和治疗面部皮肤疾患的重要方法。

方法四：

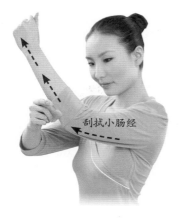

刮拭小肠经

1 以面刮法刮拭小肠经（小拇指侧）。从臑俞穴刮至小海穴，再从小海穴刮至小指末端少泽穴，最后用疏理经气法从臑俞穴刮至少泽穴。

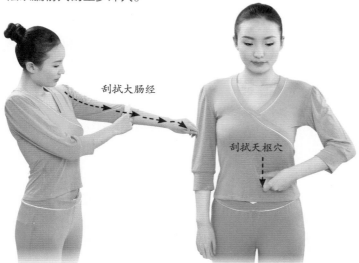

刮拭大肠经

刮拭天枢穴

2 接着同样以面刮法刮上肢大肠经（大拇指侧）。从肩部肩髃穴刮至肘部肘髎穴，再从肘部肘髎穴刮至食指末端商阳穴，最后用疏理经气法从肩髃穴刮至商阳穴。

方法五：

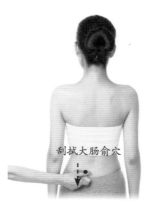

刮拭大肠俞穴

1 用面刮法从上向下刮拭背部大肠俞穴。

2 以面刮法从上向下依次缓慢刮拭腹部胃经天枢穴、脾经腹结穴。再用面刮法刮拭上肢大肠经手三里穴，下肢胃经足三里穴、上巨虚穴。

刮痧搭档

方法一：面色萎黄少光泽、毛孔粗大、皮肤干燥粗糙、经常大便不成形、腹胀者，用补法刮痧的同时，每天按摩膻中穴、天枢穴、足三里穴各3分钟。

方法二：面色青黄而少光泽、面部出现黄褐斑、喜热食、小腹及腰部发凉、大便溏泻者，在补法刮痧的基础上，每天用清艾条灸天枢穴、气海穴、足三里穴各5~10分钟。

方法三：经常面部油脂分泌旺盛，出现痤疮，大便秘结、干硬或恶臭，尿黄少者，用按压力大的手法刮痧，重点刮拭曲池穴，在大肠俞穴处拔罐，每天按揉支沟穴、上巨虚穴。

肠道保养小顾问

大小肠都不喜油腻、寒凉和燥热，尤其是大肠。有些阴虚体质的女性，本身津液不足，平时更要少吃辛辣、寒凉或油腻性食物，饮食宜清淡，多饮水，吃带汤水的饮食，补足水分，尤其是在炎热的夏季。

另外，保持有规律的排便习惯，每日1~2次，不但肠中常清，利于长寿，更是保持皮肤清洁细腻，养颜美容的好习惯。

刮痧部位

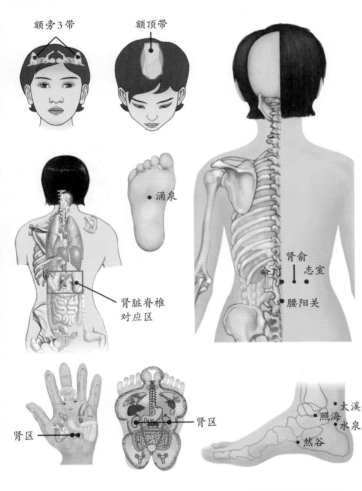

额旁3带 额顶带

涌泉

肾俞 志室

命门

腰阳关

肾脏脊椎
对应区

肾区

肾区

太溪

照海
水泉

然谷

肾脏保养小顾问

肾喜温热，怕寒凉，所以平时要注意腰部及下肢的保暖。肾属水、主藏精，与四季中的冬季特征相符，所以冬季是养肾的好时节。冬季应避免过度运动与消耗，除了保暖外，应吃些性质温热的食物，比如羊肉火锅、板栗炖鸡等。另外平时多吃些黑色食物（如黑木耳、黑芝麻等）也对肾有益。

中医认为，肾为阳气之根，主骨。肾虚骨质疏松，骨骼萎缩，致使面部皮肤皱纹多发，衰老过快。肾中阳气不足，各脏腑器官新陈代谢速度减慢，血液质量下降，皮肤失养，面色晦暗。肾为先天之本，肾精储存的能量多少由遗传因素决定。因此，避免过劳、透支体力是最好的养肾，也是美容的秘方。

刮痧保养「正气之根」：肾脏强壮，衰老缓慢

肾是藏精之脏，储藏肾精和阳气之所。养肾就是养生命之本。人体的生长发育、各脏腑器官的滋养、骨骼毛发的生长和生殖器官的健康都与肾有关。肾脏虚弱，意味着生命的活力下降，各脏腑器官都会受影响，分布在身体各处的骨骼、体表皮肤会因生机不足而过快衰老，从而出现皮肤毛发失养、面色晦暗、皱纹早生及各种顽固的皮肤疾患，我们的健康和美丽都会受影响。保养肾脏可以振奋阳气，使人精力充沛，延缓从皮肤到内脏的衰老速度。

肾脏是储存生命动力之源的脏腑，刮痧时宜用补法不宜用泻法，对有气血瘀滞的部位可用平补平泻法。

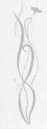

刮拭方法

方法一和方法二可以每天刮拭 1 次。方法三和方法四可以每天隔衣刮拭 1 次，每个部位刮拭 20~30 下，也可以每 2~4 周用涂刮痧油法刮拭 1 次。无论隔衣刮拭还是涂油刮拭均要对疼痛敏感点和不顺畅的阳性反应点重点刮拭。

方法一：

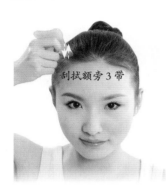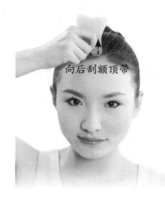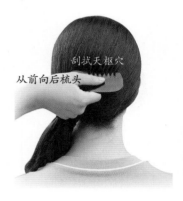

1 先在额头正中线两侧的额旁 3 带区域涂适量美容刮痧乳，然后用厉刮法刮拭两侧额旁 3 带 5~10 下。

2 再用刮痧板直接从前额正中发际线处向后刮拭头顶额顶带，重点刮拭后 1/3 段 5~10 下，感觉头皮微热即可。

3 用水牛角刮痧梳从前向后梳理头顶两侧及后头部的膀胱经部位。每天 1 次，每次梳理 30~50 下。

方法二：

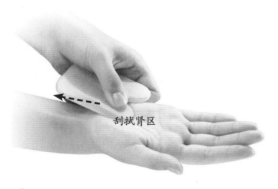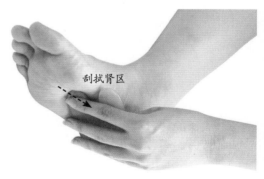

1 先在手掌肾脏全息穴区涂适量美容刮痧乳，然后用面刮法单方向刮拭该区域，刮至皮肤潮红、微热即可。

2 在双侧足底肾脏全息穴区涂适量美容刮痧乳，仍以面刮法单方向刮拭，对有疼痛的区域做重点刮拭。

方法三：

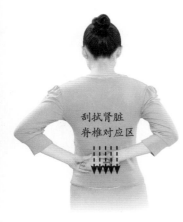

1 从上向下刮拭腰部与肾脏同水平段的脊椎区域，先刮拭脊椎正中，再以双角刮法刮拭脊椎两侧，最后用面刮法刮拭两侧腰肌。

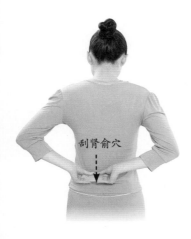

2 以面刮法由上向下刮拭腰部肾脏体表投影区，背腰部肌肉厚，可适当增加力度，刮至皮肤潮红、微热即可。重点用面刮法刮拭命门穴、肾俞穴、志室穴。

方法四：

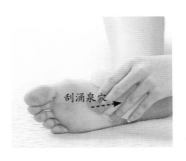

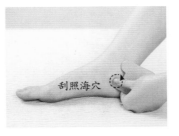

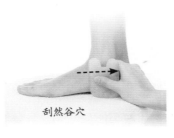

刮拭足底肾脏相关穴位时，最好用涂刮痧油的方法。先用单角刮法刮拭双侧足底涌泉穴，再用平刮法或平面按揉法刮拭或按揉照海穴至然谷穴、太溪穴至水泉穴。

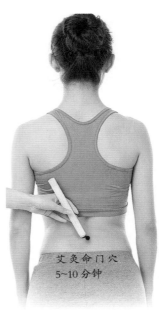

刮痧搭档

方法一：适用于面色暗而少光泽，面部皮肤皱纹多而深，衰老过快，毛发干枯、脱发、白发早生，疲乏无力，头昏耳鸣，腰膝酸软者，用补法刮痧的同时，每天用双手掌摩擦肾俞穴、志室穴各3分钟。

方法二：适用于面色晦暗少光泽，有黑眼圈或黄褐斑，腰酸腰痛，小腹冷痛，恶寒喜暖，月经不调者，在刮痧的基础上，每天用清艾条灸腰阳关穴、命门穴、肾俞穴各5~10分钟。

刮痧部位

额旁3带

额顶带

下腹区

子宫、卵巢区

子宫、卵巢区

带脉

气海

关元

归来

子宫、卵巢区

血海

中都

三阴交

交信

太溪

太冲

肝俞

脾俞

肾俞

命门

上髎

次髎

中髎

下髎

子宫、卵巢脊椎对应区

子宫、卵巢区

子宫、卵巢区

子宫、卵巢区

刮痧保养『脐下三寸』：月经调顺，容颜靓丽

『气血养美人』，每月一次的生理性失血以及孕产过程使得女性必须重视调经、补血，月经正常，女性才能娇艳如花。实际上很多因素，比如，生殖器官病症、情绪变化、劳累、睡眠不足、气候地理因素等都可以引起月经异常。月经不调时就会出现黑眼圈、色斑、痤疮等。特别是黑眼圈、下颌部位晦暗、色斑和痤疮与内生殖器官有直接关系。

调理月经，呵护好脐下三寸之地（内生殖器官所在部位）的健康，就是呵护女性健康美丽的根本。

刮拭方法

方法一和方法二可以每天刮拭 1 次。方法三和方法四每天隔衣刮拭 1 次，每个部位刮拭 20~30 下，也可以每 2~4 周用涂刮痧油法刮拭 1 次。无论隔衣刮拭还是涂油刮拭均要对疼痛敏感点和不顺畅的阳性反应点重点刮拭。

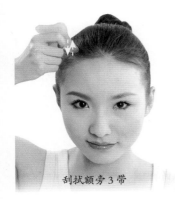
刮拭额旁 3 带

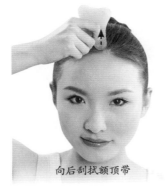
向后刮拭额顶带

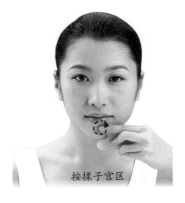
按揉子宫区

方法一：

1 先在额头正中线两侧的额旁 3 带区域涂适量美容刮痧乳，然后用厉刮法刮拭两侧额旁 3 带 5~10 下。

2 再用刮痧板直接从前额正中发际线处向后刮拭头顶额顶带，重点刮拭后 1/3 段 5~10 下，感觉头皮微热即可。

3 先以平面按揉法按揉上下唇中部子宫区，再以平刮法刮拭。

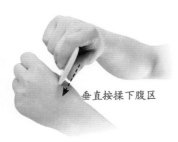
垂直按揉下腹区

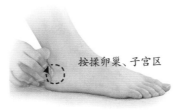
按揉卵巢、子宫区

方法二：

1 以垂直按揉法按揉第 2 掌骨桡侧的下腹区，以平面按揉法刮拭掌根处内生殖器官穴区。

2 用面刮法刮拭足底足跟处生殖区，用平面按揉法按揉足踝处的卵巢、子宫区。

特别提示

中医认为，任督二脉均起于胞中，即内生殖器官。因此任督二脉阴阳气血失调，直接影响月经，并且反映在面部任督二脉循行交会的部位。下颌和口唇部位的色泽形态变化可以反映月经的状态。各种原因引起的月经不调会导致面部此部位出现不同的皮肤问题。解决这些皮肤问题均需从调理月经入手。

方法三：

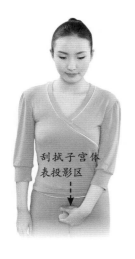

刮拭子宫体
表投影区

① 先用面刮法刮拭小腹正
中子宫体表投影区，再用
同样方法刮拭小腹两侧卵巢
体表投影区。

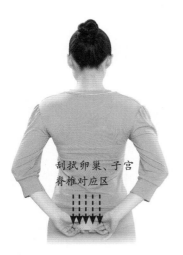

刮拭卵巢、子宫
脊椎对应区

② 用面刮法依次刮拭腰骶部
卵巢和子宫同水平段的脊
椎对应区。先用面刮法从上向
下刮拭脊椎正中，再以双角刮法
刮拭脊椎两侧，最后用面刮法刮
拭两侧腰骶肌。

方法四：

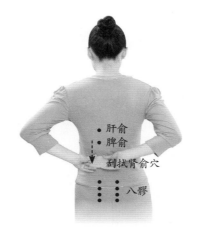

肝俞
脾俞
刮拭肾俞穴
八髎

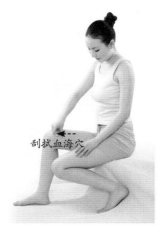

刮拭血海穴

① 用面刮法依次从上向下刮
拭背部肝俞穴、脾俞穴、
肾俞穴、八髎穴。

② 以面刮法从上向下依次缓
慢刮拭腹部任脉气海穴至
关元穴、胃经归来穴，先刮拭
正中气海穴至关元穴，再刮拭
双侧归来穴。

③ 用面刮法从上向下刮拭
下肢脾经血海穴、三阴交
穴，肝经中都穴，肾经交信穴，
用平面按揉法按揉肾经太溪
穴，用垂直按揉法按揉肝经太
冲穴。

经穴小知识

肾有主管生殖系统的
功能和温煦脏腑的作用，所
以小腹发凉与肾阳不足有
关。可在常规内生殖器官刮
痧保养的基础上加刮背部
命门穴和肾俞穴、八髎穴。

白带异常、月经血量过
多与劳累过度或思忧过多而
导致的脾气虚弱有关，所以
应在常规内生殖器官刮痧
保养的基础上加刮脾俞穴、
阴陵泉穴、三阴交穴和足三
里穴，以调补脾胃，改善身
体虚劳状态。

刮痧搭档

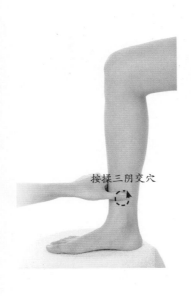

按揉三阴交穴

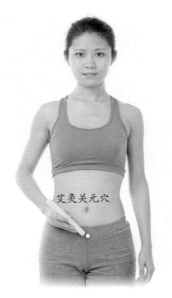

艾灸关元穴

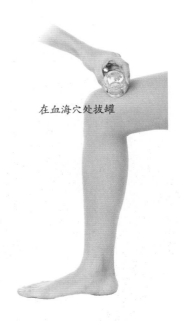

在血海穴处拔罐

方法一：用补法刮痧时，每天按揉三阴交穴3分钟，双手掌摩擦腰背部脾俞穴、肾俞穴100下。适用于面色苍白少光泽，缺乏荣润，气短乏力，腰膝酸软，月经量少、色淡者。

方法二：在刮痧的基础上，每天用清艾条灸关元穴、血海穴、交信穴各5~10分钟。适用于面色青暗，面生黄褐斑，腰腹冷痛，手足不温，月经色暗、有血块，痛经者。（注：艾灸应垂直对准皮肤，此图仅为示意。）

方法三：在刮痧的基础上，在血海穴处拔罐，每天按揉太冲穴、太溪穴。适用于面色青暗、下颌处尤为明显，或有黄褐斑，或有顽固反复发作的深色痤疮，心烦易怒，胁肋胀痛，腹胀痛。

美丽小秘方

改善小腹发凉

1. 将双手掌摩擦热，迅速放在腰部，快速摩擦腰部正中命门穴，双侧肾俞穴，每天摩擦1次，每次100下。

2. 用清艾条灸小腹部关元穴、气海穴各10分钟，每天1次。

改善白带异常

用面刮法从上向下刮拭脾俞穴、足三里穴。将双手掌放在腹部带脉穴处，施以一定的按压力摩擦带脉穴100下，每天1次。

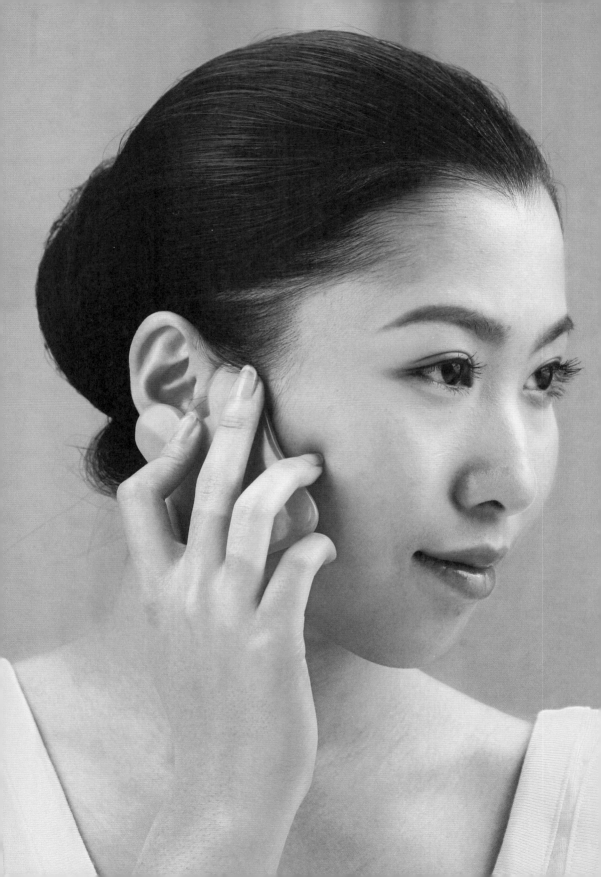

第六章
刮拭手耳足，美丽细节不遗漏

手、足位于肢体的末端，耳朵偏安于头侧，作为细枝末节，它们很容易被忽略，其实作为身体经常暴露的部位，它们的美丽对整体的影响也很大，而且经常对这些细节部位进行刮痧，还可促进全身健康。

随时随地巧刮拭

手部刮痧可以间接调节身体各脏腑器官，有全身保健作用。重点刮拭脊椎、大脑、心、肾和手指经脉循行部位可以增强脏腑功能，畅通血脉、延缓衰老。刮拭手掌、第2和第3掌骨可以在最短的时间内畅通全身的血脉，手部神经末梢丰富而敏感，又是经脉气血的交汇之处，刮拭手部对人体有很好的保健治疗作用。

手部刮痧还可以增强手部皮肤的血液循环，滋润、细腻皮肤，预防手部皮肤粗糙、皲裂和冻疮。刮拭手背可以预防和减缓手背出现老年斑。

了解我们的手

手分为手指、手掌、手背三大部分，和身体其他部位一样，骨骼、肌肉、皮肤是构成手的主要组织。当我们刮痧保养手部时，还应该了解手部的全息穴区和经脉分布。因为手掌部皮肤没有汗毛，体内脏腑气血微小的变化都容易在手上观察到。如果了解其中变化的规律，在刮拭的同时，仔细观察皮肤颜色的改变和体会刮痧板下的感觉，就能及时了解身体亚健康的蛛丝马迹。

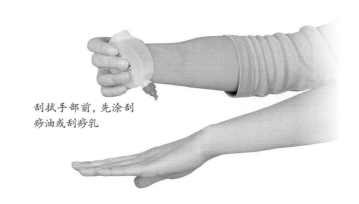

刮拭手部前，先涂刮痧油或刮痧乳

美丽小提示

刮痧保养玉手时，特别是手背、手指，最好涂上美容刮痧乳刮拭，更利于滋养手部皮肤。当然手部刮痧也很适合巧用时间，比如在工作间隙、乘车或看电视时刮拭。

保养双手，让玉手纤纤动人

《诗经》中赞美卫夫人庄姜『手如柔荑，肤如凝脂，领如蝤蛴，齿如瓠犀，螓首蛾眉，巧笑倩兮，美目盼兮』。佳人出场先出手，如细草般柔滑美人之手，超过了皓齿、蛾眉、美目，占据了审美的第一位。作为女性都希望自己能有一双『如柔荑，如削葱，如凝脂』的玉手，但是如果未能天生丽质，就需要后天多加保养了。涂护手霜、寒冷季节或干家务活时戴手套，都是护手的好习惯，除此之外，经常对手部刮痧更可以直接促进手部气血的流通，使肌肤和关节获得充足营养，从而在使双手变得细腻和圆润起来的同时，也让我们的手变得更灵活、更健康。

手部的全息穴区

手部刮痧常用的全息穴区主要有掌侧（头面及脏腑全息穴区）和手背第2掌骨（全身全息穴区）、第3掌骨（脊柱全息穴区）。

掌侧全息穴区

无名指和食指是上肢的全息穴区，拇指和小指是下肢的全息穴区，中指为大脑的全息穴区，中指与第2、第4指指根交会处下是眼睛全息穴区，再往下是鼻子和嘴的全息穴区。

手掌主要是脏腑的全息穴区。

拇指外沿与第1掌纹间：心区；

第1掌纹与第2掌纹之间，由上而下依次是：肝胆区、胃区、肾区、膀胱区和生殖器官区；

第2掌纹与第3掌纹之间，由上而下依次为：脾区、大小肠区；

第3掌纹与第2~4指根间：双眼区、鼻口区；

第3掌纹与第4~5指根间：肺区。

手背侧全息穴区

手背有5根掌骨将手指与手腕连接起来，每根掌骨都是一个全身小缩影。不过常用于刮痧的只有第2掌骨和第3掌骨。

第2掌骨桡侧：从近指节处向下依次是头区、胸区、上腹区、下腹区和腹部以下。

第3掌骨：手背以中指和第3掌骨为中心是脊椎的缩影，中指靠近第3掌骨处的指节为颈椎区，另两指节对应后头、大脑。第3掌骨为胸腰椎区，将其平分三等份，上部对应上背部胸椎部分，中部对应中背部胸椎以及第1、第2腰椎，下部对应第3~5腰椎和骶尾椎。手背第4、第5掌骨间上1/3处对应肩部。

手部的经脉分布

手部有6条经脉通过，其中手背有3条阳经，分别为大肠经、三焦经和小肠经；掌侧有3条阴经，分别为肺经、心包经和心经，手指末端为6条经脉的井穴。

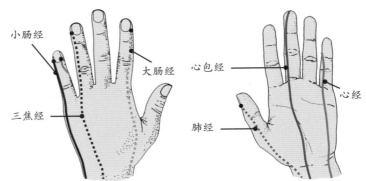

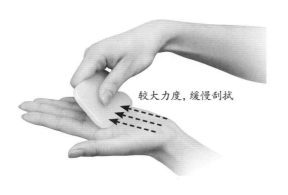

较大力度，缓慢刮拭

用凹槽刮拭手指

手掌刮拭方法

手掌虽然分布着全身各脏腑器官的全息穴区，但是因为手掌平坦，刮拭起来比较简单，只需用刮痧板长边以面刮法从掌根侧刮至指尖即可。手掌肌肉层较厚，可用较大力度缓慢刮拭。

手背刮拭方法

手背皮肤较薄，脂肪少，一定要涂美容刮痧乳，刮拭的力度不宜过大。

手指刮拭方法

虽然在刮拭手掌时，已经顺便刮拭了手指，我们还是有必要对手指进行一下单独刮拭。因为指端是 6 条经脉的交会处，就像河流的拐点一样，决定着整条河流的通畅与否。

将刮痧板双角骑跨在手指背（或指腹），从手指指根向指梢方向刮拭，在指尖部位的井穴或疼痛敏感点做重点刮拭。

刮拭手背第 3 掌骨

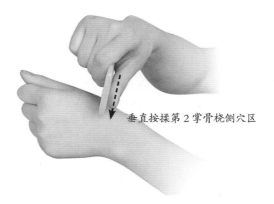

垂直按揉第 2 掌骨桡侧穴区

1 第 3 掌骨和中指背是一个完整的人体脊椎缩影，常用来进行脊椎刮痧保健。可用面刮法从上向下缓慢刮拭第 3 掌骨和中指背，刮拭过程中注意感受板下是否有疼痛、沙砾或结节，重复刮拭可使沙砾和结节逐渐消散，有诊测脊椎健康和保健脊椎的作用。

2 第 2 掌骨是一个完整的人体全身缩影，刮拭它的桡侧面，相当于从头到脚刮拭人体的侧面，常用来保养脏腑，对于颈痛、胃痉挛、心悸、痛经有缓解疼痛的作用。用垂直按揉法分段按揉第 2 掌骨桡侧各全息穴区。

每晚睡前刮一刮

　　足部刮痧可以间接调节身体各脏腑器官，有保养全身的作用，还可以诊测健康。重点刮拭与五脏和生殖器官相对应的全息穴区可以增强脏腑功能，畅通血脉，改善相应脏腑器官的亚健康症状，延缓衰老。足部刮痧还可以增强足部皮肤的血液循环，滋润皮肤，预防足部皮肤粗糙、干裂和冻疮。刮拭足部各经脉井穴，可清热泻火，通经活血。

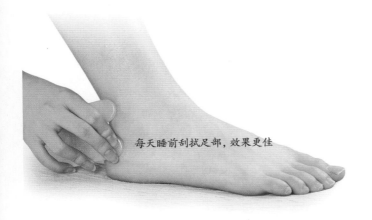

每天睡前刮拭足部，效果更佳

美丽小提示

　　每晚睡前刮拭全足，可促进睡眠，改善神经衰弱，提高睡眠质量。

保养双足，拥有精致玉足

　　相比于手，古代的诗词文章中很难觅得对脚的赞美，甚至在相当长的时间里，不显山露水的「三寸金莲」才是符合审美标准的。

　　好在我们生活在开放和公平的现代，脚也从被隐藏、被压抑的境地中解放出来了。尤其是夏天，一双双美丽的脚配上一双双或高雅或可爱的凉鞋，简直就是夏季里一道不可或缺的风景。

　　不过，和拥有一双玉手一样难得，美丽的女性们常被足部皮肤粗糙、干裂、角质层厚等问题困扰。除了增添美丽外，脚更是支撑全身重量的功臣，对全身的健康有重要作用。每日临睡前用热水泡泡脚，再花几分钟时间做个足部刮痧，是呵护双足健康的良方。

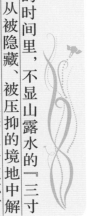

了解我们的足

　　脚除了有我们熟悉的脚趾、脚掌、脚背外，还分布有丰富的全息穴区和一些重要经脉、穴位，所以对脚做刮痧，不仅能美脚，更有保养全身的作用。

足部的全息穴区

　　整个脚掌的全息穴区看起来就像一个抱膝而坐的人的背影。我们可以看到他的头部和脏腑器官投影其上的整个背部。足侧则是一个人的侧影，足背是人体上半身主要器官组织的投影。

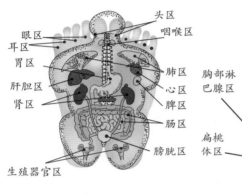

眼区　耳区　胃区　肝胆区　肾区　生殖器官区
头区　咽喉区　肺区　心区　脾区　肠区　膀胱区

足底全息穴区

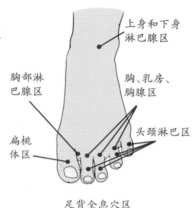

胸部淋巴腺区　扁桃体区
上身和下身淋巴腺区　胸、乳房、胸腺区　头颈淋巴区

足背全息穴区

足侧是人体侧面从头至髋的缩影。内侧大脚趾对应头部，足内侧段对应脊椎，足跟处对应腰骶和骨盆处。足踝内外侧对应生殖区。足外侧小趾后至足跟分别对应肩关节、肘关节、膝关节和髋关节

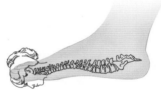

足侧全息穴区

足部的经脉分布

　　足部也有6条经脉循行，分别是足背外侧3条阳经：足阳明胃经、足少阳胆经、足太阳膀胱经；足背内侧3条阴经：足少阴肾经、足太阴脾经、足厥阴肝经。

6条经脉的起点或终点穴位有5个分布在脚趾上，分别是胆经的终点"足窍阴穴"；膀胱经的终点"至阴穴"；胃经的终点"厉兑穴"；脾经的起点"隐白穴"；肝经的起点"大敦穴"；肾经的起点藏在脚底，就是脚心的"涌泉穴"

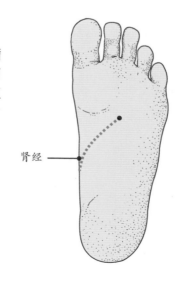

肾经

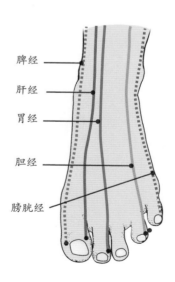

脾经　肝经　胃经　胆经　膀胱经

脚趾刮拭方法

脚趾对应我们的头部和五官，脚趾上还有很多重要穴位，因此应该单独刮拭。

脚趾掌侧可用刮痧板长边以面刮法从趾根向趾梢刮拭，脚背侧仍以面刮法从趾根向趾梢刮拭。

足背刮拭方法

足背皮肤较薄，最好涂美容刮痧乳刮拭。

以平刮法从足踝向足趾刮拭，对足背处的疼痛敏感点、阳性反应处做重点刮拭。

足侧刮拭方法

足侧皮肤较薄，应涂美

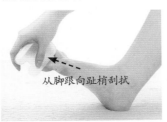

从脚跟向趾梢刮拭

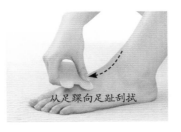

从足踝向足趾刮拭

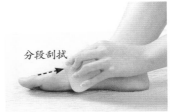

分段刮拭

足底刮拭方法

足底皮肤较厚，可不涂润滑剂刮拭，当然若涂美容刮痧乳，其中有益皮肤的成分会渗入到皮肤下，会有更好的足部护理效果。足底和手掌一样较平坦，日常保健时只需用刮痧板长边以面刮法从趾根分段刮至足跟即可。足底肌肉层较厚，可用较大力度刮拭。对涌泉穴、心脏全息穴区和足底生殖系统全息穴区可用平面按揉法做重点按揉，也可根据自己的健康状况，对其他相应脏腑穴区做重点刮拭。

足踝刮拭方法

足踝关节活动较多，极易损伤。足踝内外侧是生殖器官的全息穴区，还有和肾脏、膀胱等脏器相连的经脉循行以及养阴生津、壮腰健肾的穴位，关系到腰骶部的健康，这里的皮下脂肪较少，也是容易积存水液、浮肿的部位。一般多采用刮痧板单角平面按揉的方法按揉。经常按揉足踝内外侧的穴区和穴位可

容刮痧乳刮拭。

1 足内侧用刮痧板长边以面刮法从脚趾到脚跟分段刮拭，先刮头区，再刮颈椎区、胸椎区、腰椎区、腰骶和骨盆区，对腰骶和骨盆区的疼痛敏感处、有阳性反应处做重点刮拭。

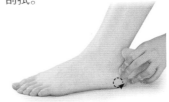

生殖器官区要用平面按揉法按揉

2 足外侧同样以面刮法从脚趾到脚跟分段刮拭，先刮肩区至肘关节区，再刮膝区至髋关节区。足踝内外侧生殖区用平面按揉法按揉。

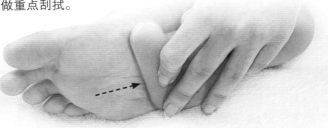

适合经常刮拭

保养双耳，拥有玲珑慧耳

耳朵是我们身体的听觉器官。即使我们不能期望自己有顺风耳的听力，至少也希望自己能耳朵聪慧，听觉灵敏。另外，作为头部一个凸出的器官，耳朵对头面部美观的影响也是绝不可小觑的。自古以来人们对耳朵的外形有很多研究，也赋予了它很多意义，比如认为耳朵大、耳垂厚是福相的标志。

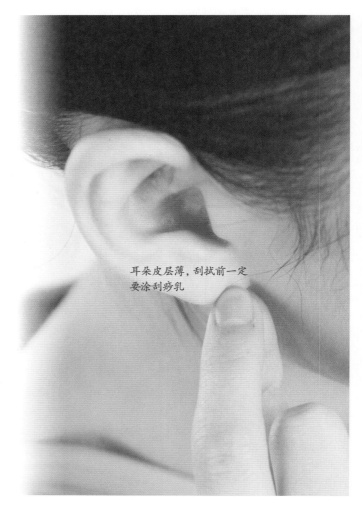

耳朵皮层薄，刮拭前一定要涂刮痧乳

耳部全息穴区丰富，是刮痧、按摩、针灸的常用部位。耳部刮痧可以间接调节身体各脏腑器官，有全身保健作用。重点刮拭胃、降压沟、脊椎、盆腔等全息穴区可以改善相应脏腑器官的亚健康症状。耳部刮痧还可以增强耳部皮肤的血液循环，滋润皮肤，预防冻疮。

刮痧提示

耳朵皮层薄，刮痧前最好先在刮痧板上涂适量美容刮痧乳，然后均匀涂抹在耳部要刮拭的各处。不可选择刮痧油，以免液体流入耳朵内。

了解我们的耳

　　耳朵是身体唯一的一直在变化，慢慢生长到老的器官。从耳朵的外形来看，它由耳轮、耳垂、耳屏、耳窝构成；从功能角度来看，耳朵除了美观和感受听觉外，还可感受位觉，耳朵的位觉感受器位于内耳，我们对方位和平衡的感受很大程度上与它有关。

耳部的全息穴区

　　耳朵虽小，却是人体从头到脚，从里到外的全息缩影。以右耳为例，左耳对应位置穴区相同。整个耳朵的全息穴区看起来就像一个蜷缩在子宫里的胎儿，我们可以在耳垂部位看到头部，在耳窝找到躯干，在上耳轮内看到朝上的臀部和蜷缩着的下肢。

耳前全息穴区

　　耳垂处从下向上依次排列着咽喉区、眼区、内耳区、下颌区、舌区、牙区。

　　耳轮从下向上依次排列着头区、颈椎区、胸椎区、腰椎区及四肢区。

　　耳窝处从下向上依次排列着肺区、心区、胃区、脾区、肝区、胆区、胰区、肾区、小肠区、大肠区、膀胱区、生殖系统区。

耳背全息穴区

　　耳背处有一条深沟是著名的降压沟，以此沟为界，近耳轮侧从上至下分别是心区、肝区，近耳根侧从上向下依次是肺区、脾区，降压沟下方耳垂处是肾区。

耳周的经穴

　　耳朵上基本没有经脉循行，但耳朵周围有几条重要经脉和一些重要经穴。

　　耳前循行的经脉有小肠经、胆经的一部分，耳后循行的经脉有胆经的另一部分和三焦经。

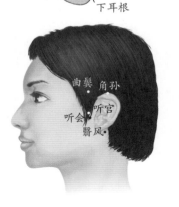

耳轮刮拭方法

用刮痧板以面刮法沿耳轮刮拭，可以保养脊椎和四肢。也可用刮痧板长边以面刮法由耳前发际线处向外耳轮刮拭，可促进整个耳前部血液循环。

耳垂刮拭方法

用一只手的拇指垫在耳垂下面，另一只手握板，用刮痧板以面刮法从上向下刮拭耳垂前部，或平面按揉耳垂部，可起到对眼睛、舌头、牙齿、下颌及咽喉的保健作用。

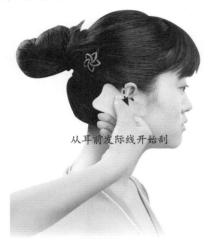

从耳前发际线开始刮

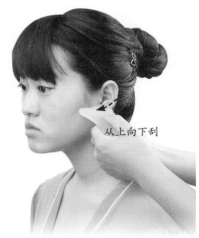

从上向下刮

耳窝刮拭方法

心区和胃区是耳窝的重点保健穴区，可用刮痧板角部以垂直按揉法按揉。其他脏腑全息穴区可用刮痧板一角沿上下耳窝边缘旋转刮拭。

耳背刮拭方法

先用刮痧板的长边垂直按压耳背降压沟，再用面刮法从上向下刮拭整个耳背，既可对耳背脏腑穴区刮痧保健，又可促进耳背血液循环。

耳前经穴刮拭方法

在耳前涂抹适量美容刮痧乳，然后以平面按揉法按揉耳前经穴及耳后翳风穴，可对耳周经穴起到刮痧保健的作用。

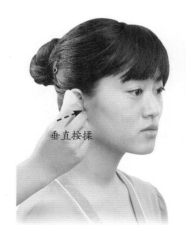

垂直按揉

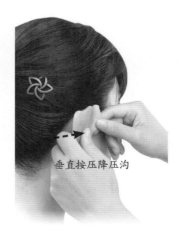

垂直按压降压沟

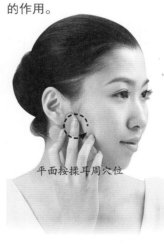

平面按揉耳周穴位

手、足、耳的保养提示

玉手呵护分分钟

1 平时洗手后要及时将双手擦干，并涂上护手霜。干性皮肤可用美容刮痧乳护肤。护手霜可放在随身携带的小包里，或干脆在办公室放 1 支，家里再放 1 支。

2 做家务时，一定要戴上橡胶手套，一方面可以把我们娇嫩的手部皮肤与污水、污渍隔离开，同时也可以避免手部意外划伤。

3 定期做个"天然手膜"来滋养手部。我们都知道给脸做面膜，其实手也需要，可以每隔 1 周或 2 周做 1 次。材料可以用生活中的天然食材，比如将黄瓜汁＋蜂蜜调匀，或将橄榄油＋苹果汁调匀，临睡前洗净双手后覆在手上，最好是再戴一副棉质的宽松手套。

睡前护足好时光

　　白天我们的双脚辛辛苦苦地支撑了一天我们的身体，晚上睡前让它们享受一下热水浴，是对双脚最好的慰劳了。泡脚时注意以下几点：

1 泡脚的水温不宜过高，时间也不要太长，泡脚时最好滴入几滴精油。

2 泡脚之后，趾甲、角质都比较软，正适合修剪和打磨。不过角质层有保护肌肤的作用，因此，不宜祛除得过于彻底。

3 最后给双脚涂上滋养乳液，让它舒舒服服地睡个美容觉吧。

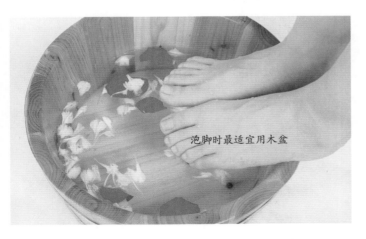

泡脚时最适宜用木盆

耳部保养有秘诀

1 不要用硬的东西掏耳朵，避免诱发感染。

2 远离家装噪声、烟花爆竹的巨响等强噪声，同时也不要长时间戴耳机听音乐，应隔 20~30 分钟休息一下。

3 远离不良生活方式。大量的烟、酒，过度紧张的情绪，都会影响我们耳朵的健康。

4 少服药。很多药物对听力是有损害的，常见的有链霉素、庆大霉素、新霉素、利尿药物、阿司匹林等。"是药三分毒"这条规律在耳朵上很灵验，最好的办法就是少服药。

5 多吃富含维生素 A、维生素 D 和锌、镁、钙等微量元素的食物，会对耳部皮肤及听力很有好处。

附录
全息刮痧部位图

头面部全息穴区分布示意图

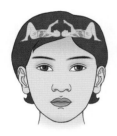

前头全息

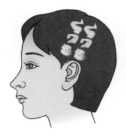

侧头全息

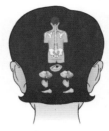

后头全息

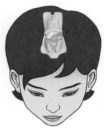

头顶全息

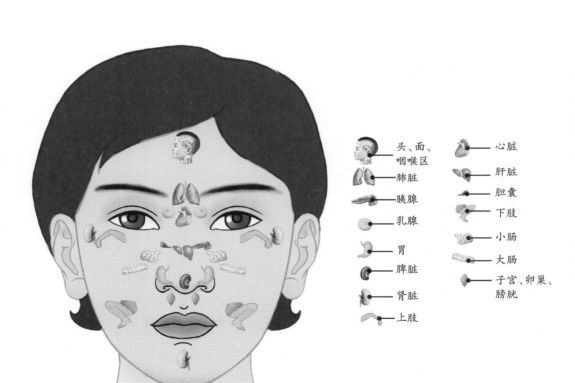

头、面、咽喉区

肺脏

胰腺

乳腺

胃

脾脏

肾脏

上肢

心脏

肝脏

胆囊

下肢

小肠

大肠

子宫、卵巢、膀胱

耳部全息穴区分布示意图

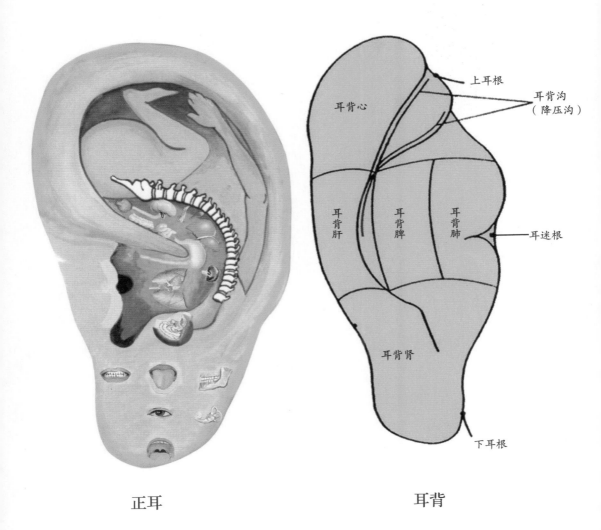

正耳

耳背

耳部是倒置的人形，耳垂为头部，耳窝为胸腹腔脏器，外侧为四肢、脊椎

躯干部位全息分布示意图

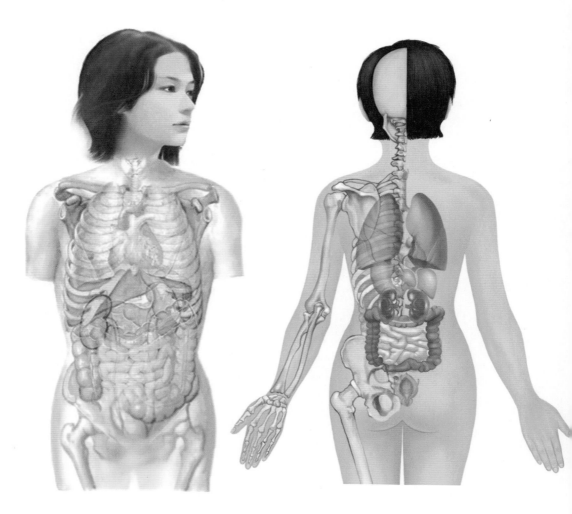

脏腑体表投影区

脏腑脊椎对应区

脏腑器官的体表投影区指靠近该脏腑器官的体表区域

脏腑脊椎对应区指该脏腑同水平段内的脊椎棘突、横突以及脊椎两侧的腰背肌。相当于以背部为中线的两侧 3 寸宽的范围

四肢、手、足全息穴区图

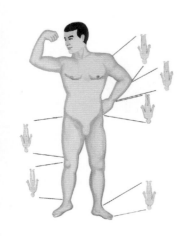

四肢全息穴区分布规律

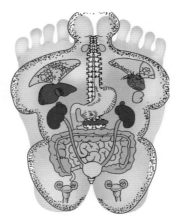

足底全息分布示意图

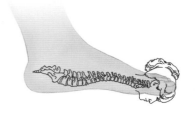

足侧全息分布示意图

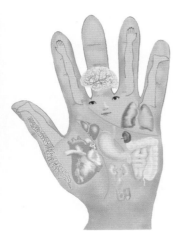

手掌全息分布示意图

手背全息分布示意图

后头、大脑

颈椎

肩部

胸椎

腰椎

骶、尾椎

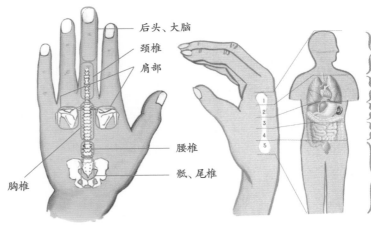

第2掌骨桡侧全息分布
示意图

头颈

胸

上腹

下腹

下肢

人体经络穴位速查图

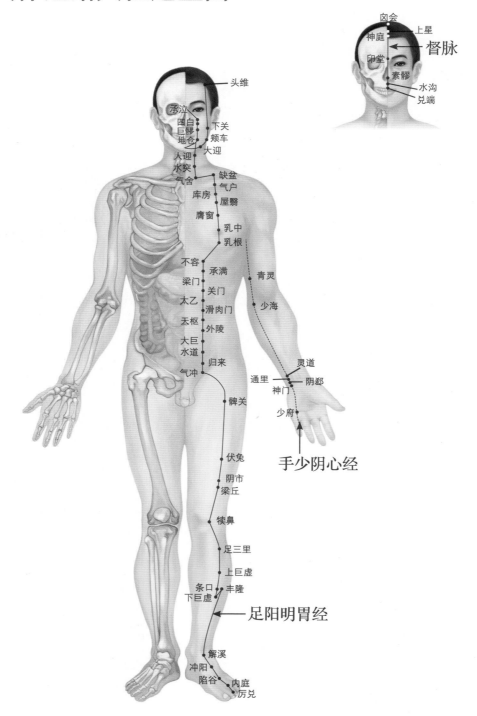

督脉

囟会
上星
神庭
印堂
素髎
水沟
兑端

头维

承泣
四白
巨髎
地仓
人迎
水突
气舍

下关
颊车
大迎

缺盆
气户
库房
屋翳
膺窗
乳中
乳根

不容
梁门
太乙
天枢
大巨
水道

承满
关门
滑肉门
外陵
归来
气冲

青灵

少海

髀关

灵道
阴郄
通里
神门
少府

手少阴心经

伏兔
阴市
梁丘

犊鼻

足三里
上巨虚
条口
下巨虚
丰隆

足阳明胃经

解溪
冲阳
陷谷
内庭
厉兑

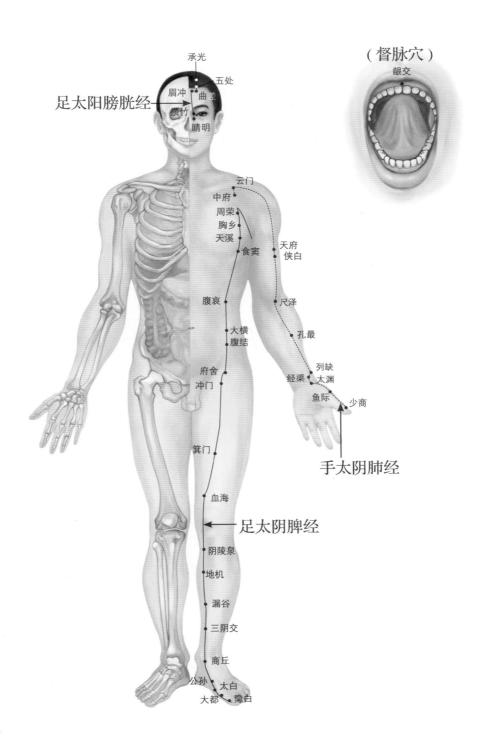

（督脉穴）

龈交

承光
五处
眉冲　曲差
攒竹
睛明

足太阳膀胱经

云门
中府
周荣
胸乡
天溪
食窦
天府
侠白

腹哀

尺泽

大横
腹结

孔最

府舍
冲门

列缺
经渠　太渊
鱼际　少商

手太阴肺经

箕门

血海

足太阴脾经

阴陵泉
地机
漏谷
三阴交
商丘
公孙　太白
大都　隐白

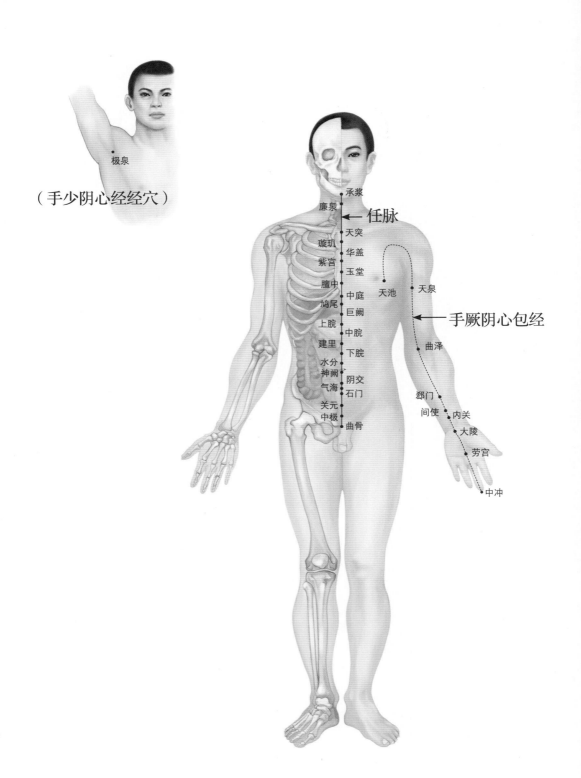

极泉

（手少阴心经经穴）

承浆
廉泉
天突
璇玑
华盖
紫宫
玉堂
膻中
中庭
鸠尾
巨阙
上脘
中脘
建里
下脘
水分
神阙
阴交
气海
石门
关元
曲骨
中极

任脉

天池　天泉

手厥阴心包经

曲泽

郄门
间使　内关
大陵
劳宫

中冲

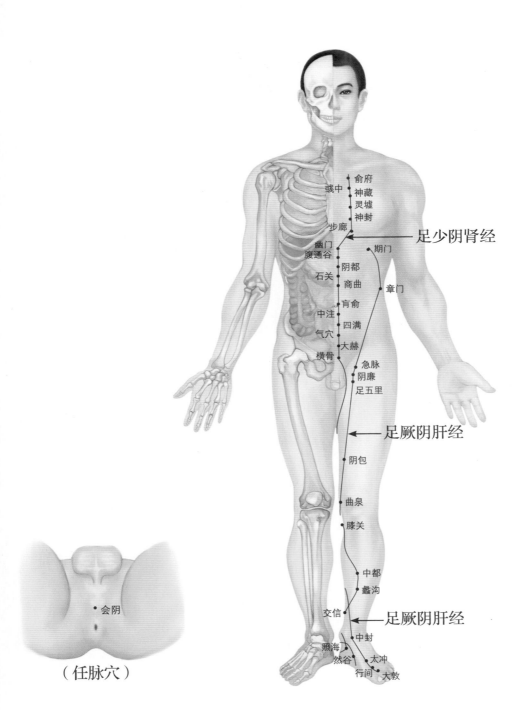

俞府
彧中　神藏
灵墟
神封
步廊
幽门　　　　　期门
腹通谷
阴都
石关　商曲
　　　肓俞　　章门
中注
气穴　四满
　　　大赫
横骨
　　　急脉
　　　阴廉
　　　足五里

会阴

（任脉穴）

足少阴肾经

足厥阴肝经

阴包

曲泉
膝关

中都
蠡沟

交信　　足厥阴肝经
　　　中封
照海
然谷　太冲
行间　大敦

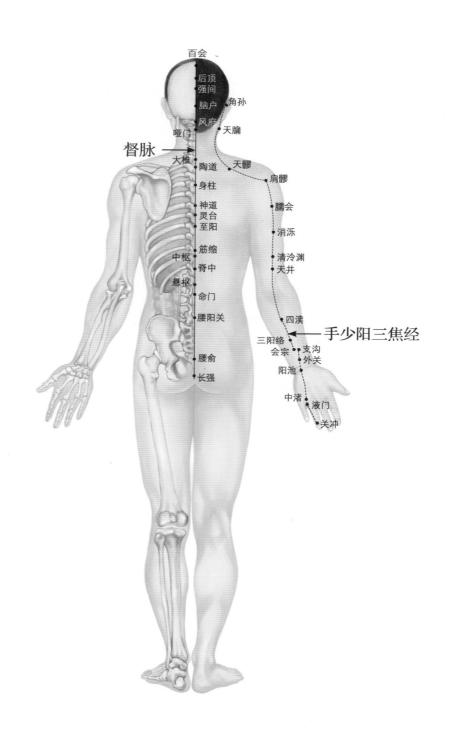

百会
后顶
强间
脑户
风府
哑门
督脉
大椎
陶道
身柱
神道
灵台
至阳
筋缩
中枢
脊中
悬枢
命门
腰阳关
腰俞
长强

角孙
天牖
天髎
肩髎
臑会
消泺
清冷渊
天井
四渎
三阳络
会宗
阳池
中渚
液门
关冲
支沟
外关

手少阳三焦经

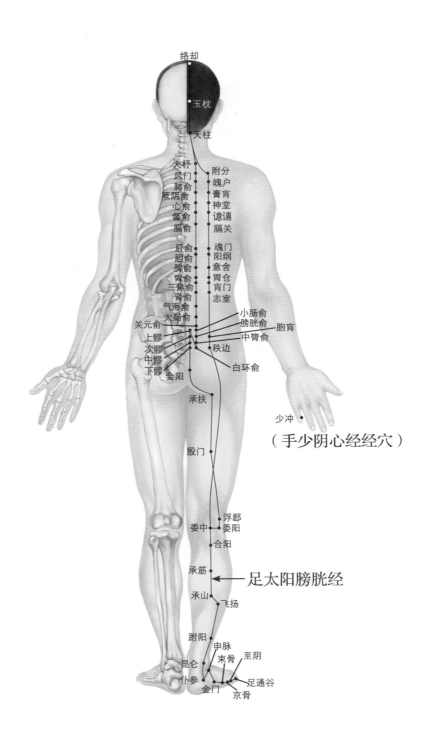

络却
玉枕
天柱
大杼　　附分
风门　　魄户
肺俞　　膏肓
厥阴俞　神堂
心俞　　谚谚
督俞　　膈关
膈俞
肝俞　　魂门
胆俞　　阳纲
脾俞　　意舍
胃俞　　胃仓
三焦俞　肓门
肾俞　　志室
气海俞
大肠俞
关元俞　　小肠俞
上髎　　　膀胱俞　　胞肓
次髎　　　中膂俞
中髎　　　　　　秩边
下髎　　会阳　白环俞
　　　　承扶

少冲 •

（手少阴心经经穴）

殷门

浮郄
委中　委阳
　　　合阳

承筋　　　← 足太阳膀胱经
承山
　　飞扬

跗阳
　　申脉
昆仑　束骨　至阴
仆参　　　　足通谷
　　金门　京骨

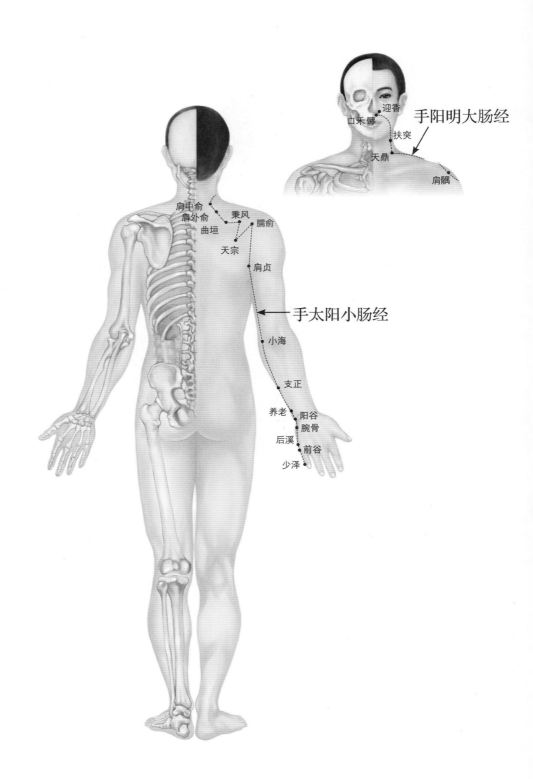

手阳明大肠经

迎香
口禾髎
扶突
天鼎
肩髃

肩中俞
肩外俞
秉风
曲垣
臑俞
天宗
肩贞

手太阳小肠经

小海

支正

养老　阳谷
　　　腕骨
后溪　前谷
少泽

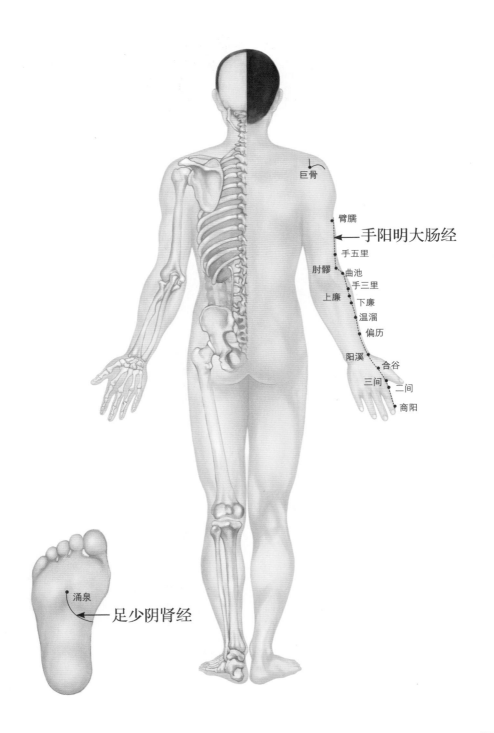

巨骨

臂臑

手五里

肘髎　曲池

手三里

上廉　下廉

温溜

偏历

阳溪　合谷

三间　二间

商阳

手阳明大肠经

涌泉

足少阴肾经

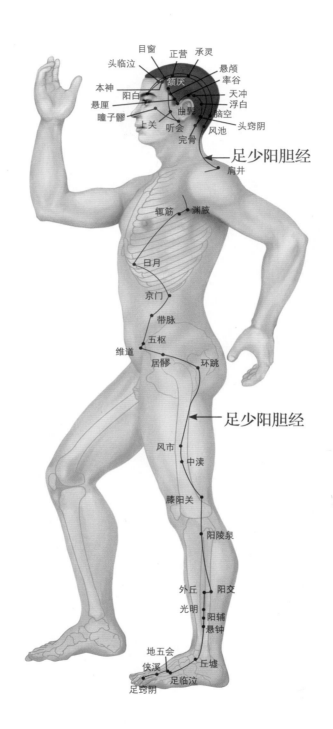

目窗　正营　承灵
头临泣　　　　　悬颅
本神　　　　　　率谷
阳白　颔厌　　　天冲
悬厘　　　　　　浮白
瞳子髎　曲鬓　脑空
上关　听会　　头窍阴
完骨　风池

足少阳胆经

肩井

辄筋　渊腋

日月

京门

带脉

五枢

维道
居髎　环跳

足少阳胆经

风市

中渎

膝阳关

阳陵泉

外丘　阳交
光明　阳辅
悬钟

地五会
侠溪　丘墟
足临泣
足窍阴

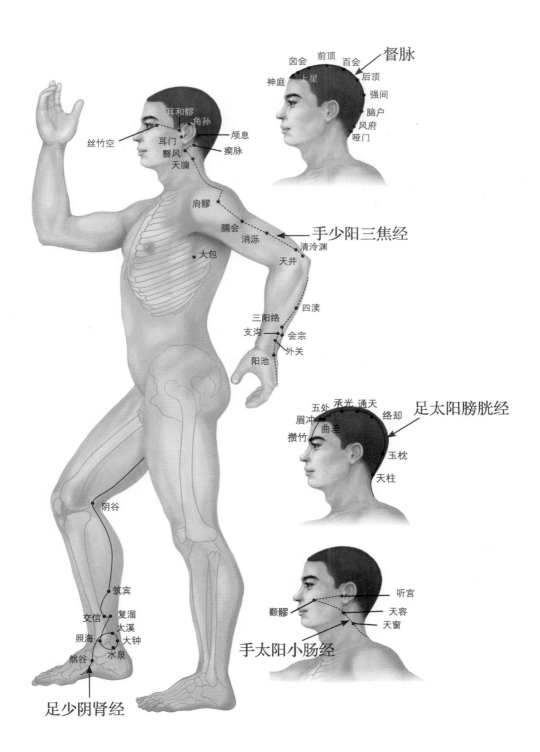

督脉

囟会　前顶　百会
神庭　上星　后顶
强间
脑户
风府
哑门

耳和髎
角孙
丝竹空
耳门　颅息
翳风　瘈脉
天牖

肩髎

臑会
消泺　清冷渊
天井

手少阳三焦经

四渎

三阳络
支沟　会宗
外关
阳池

大包

五处　承光　通天
眉冲　曲差　络却
攒竹

足太阳膀胱经

玉枕
天柱

阴谷

听宫
颧髎　天容
天窗

手太阳小肠经

筑宾
交信　复溜
照海　太溪
然谷　大钟
水泉

足少阴肾经

好书热荐

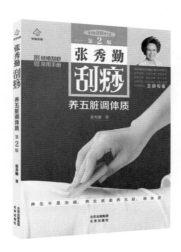

《张秀勤刮痧养五脏调体质》第2版
（附赠经络刮痧常用手册）

张秀勤　著

定价：59.80元

　　本书介绍 9 种体质的刮痧保健法、从头到脚各部位的刮痧保健法、五官的刮痧保健法、皮脉肉筋骨的刮痧保健法以及不同年龄的刮痧保健法和四季刮痧保健法。阅读本书你将学会运用中医思维读懂自己的身体语言，从中找到最适合自己的养五脏调体质的刮拭方法。图书全彩设计印刷，采用真人照片与穴位图相结合的形式，让找穴更容易，操作更简便。

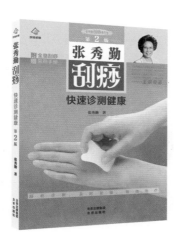

《张秀勤刮痧快速诊测健康》第2版
（附赠全息刮痧常用手册）

张秀勤　著

定价：59.80元

　　本书教你刮刮头、面、耳、手足、脊背，就能快速了解身体的健康状况。详细介绍了刮痧超前诊测健康状况的原因、刮拭方法、快速自我体检的方法、30 种常见病自诊方法以及健康趋势刮痧方法。图书全彩设计印刷，每一个刮痧步骤，都配有真人刮痧图，方便读者对照学习。经常刮一刮，能早期发现疾病的蛛丝马迹，有效预防疾病，不治已病治未病。

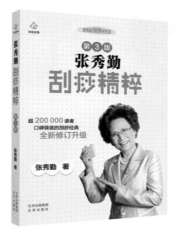

《张秀勤刮痧精粹》第3版

张秀勤　著

定价：49.80元

　　本书为中医刮痧保健入门书。书中精心挑选出刮痧疗法在保健、诊断、美容、治疗领域中最常见、最精华的部分集结成册，内容实用，实操性强。读者可根据自身的需求，随时进行自我刮痧诊断，及时发现亚健康的部位，有针对性地进行保健、疗疾、居家美容，甚至为自己和家人解急时之需。图书全彩设计印刷，每个刮痧步骤都配有清晰的图片加以说明，方便读者操作。

好书热荐

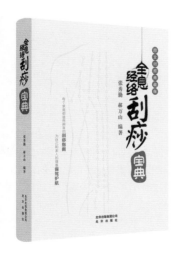

《全息经络刮痧宝典》

张秀勤　郝万山　编著

定价：128.00 元

　　本书凝结两位中医名家几十年的临床、教学经验和研究成果。系统介绍了全息经络刮痧法的理论基础、机理、优势与临床应用，以及全息经络刮痧的具体方法，重点介绍了114种常见病症的刮痧疗法，并配有彩色图解，简便易学。书中运用生物全息理论，指导刮痧疗法的选区配穴，将刮痧疗法的临床作用细化为诊断、治疗、美容、保健四个系列，并总结出各自的理法方术。书中首次提出减痛舒适的三级刮痧术，倡导精准辨证刮痧，更新了人们对传统刮痧疗法的认知。书中还介绍了保健刮痧法、快速易学的全息经络手诊法，使防病治病更有针对性。本书为精装版的刮痧百科全书，内容全面具体，文字深入浅出，配图标注清晰，一目了然，便于查找。读者只要找到所患病症的刮拭图文，按图索骥，就能给自己和家人保健治病。

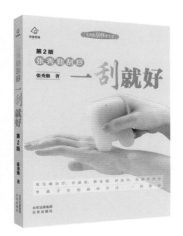

《张秀勤刮痧一刮就好》 第 2 版

张秀勤　著

定价：59.80 元

　　本书向有一定刮痧基础的读者介绍一刮就好的精准刮痧法。书中详细介绍中医刮痧要遵循中医一人一方的治疗原则，先分清虚实，确定自己的疾病证候，再用不同手法对证刮痧。巧用刮痧之长，做到量体裁衣般私人定制的精准刮痧，定能激发身体的自调机能，治疗各种病症。若能综合运用书中根据自身寒热虚实状况配以其他技法，取各法之长，补身体之短，则效果更佳。

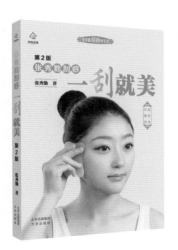

《张秀勤刮痧一刮就美》 第 2 版

张秀勤　著

定价：78.00 元

　　本书所讲的刮痧变美是基于传统刮痧方法，专门针对女性的生理特点，并结合现代人的美容问题和对美容的需求而编写的，适合各种美容问题的防治，更适合于日常美容护理，既可以消斑祛痘，又可以改善肤质、减少皱纹、延缓皮肤衰老。本书采用真人图解的方式，把面部遇到的各种问题详细地分步骤地展现给读者，让读者轻松掌握刮痧美容的方法。

图书在版编目（CIP）数据

张秀勤刮痧美颜纤体 / 张秀勤著. — 2版. — 北京：
北京出版社，2020.12
　（张秀勤刮痧养生堂）
　ISBN 978-7-200-15088-9

　Ⅰ．①张… Ⅱ．①张… Ⅲ．①美容—刮搓疗法②减肥
—刮搓疗法 Ⅳ．①R244.4②TS974.1③R161

中国版本图书馆CIP数据核字（2020）第209148号

张秀勤刮痧养生堂
张秀勤刮痧美颜纤体　第2版
ZHANG XIUQIN GUASHA MEIYAN XIANTI DI-2 BAN
张秀勤　著

*

北 京 出 版 集 团
北 京 出 版 社　出版
（北京北三环中路6号）
邮政编码：100120

网址：w w w . b p h . c o m . c n
北 京 出 版 集 团 总 发 行
新 华 书 店 经 销
雅迪云印（天津）科技有限公司印刷

*

787毫米×1092毫米　16开本　12印张　200千字
2015年5月第1版　2020年12月第2版　2020年12月第3次印刷
ISBN 978-7-200-15088-9
定价：59.80元
如有印装质量问题，由本社负责调换
质量监督电话：010-58572393